Plantas medicinais
verdades e mentiras

FUNDAÇÃO EDITORA DA UNESP

PRESIDENTE DO CONSELHO CURADOR
Mário Sérgio Vasconcelos

DIRETOR-PRESIDENTE
José Castilho Marques Neto

EDITOR-EXECUTIVO
Jézio Hernani Bomfim Gutierre

ASSESSOR EDITORIAL
João Luís Ceccantini

CONSELHO EDITORIAL ACADÊMICO
Alberto Tsuyoshi Ikeda
Áureo Busetto
Célia Aparecida Ferreira Tolentino
Eda Maria Góes
Elisabete Maniglia
Elisabeth Criscuolo Urbinati
Ildeberto Muniz de Almeida
Maria de Lourdes Ortiz Gandini Baldan
Nilson Ghirardello
Vicente Pleitez

EDITORES-ASSISTENTES
Anderson Nobara
Fabiana Mioto
Jorge Pereira Filho

COLEÇÃO SAÚDE E CIDADANIA

CONSULTORES
Antonio de Pádua Pithon Cyrino (coord.)
Everardo Duarte Nunes | José Ricardo de C. M. Ayres
Lilia Blima Schraiber | Rita Barradas Barata

SECRETÁRIA
Rosa Maria Capabianco

LUIZ CLAUDIO DI STASI

Plantas medicinais verdades e mentiras
O que os usuários e os profissionais de saúde precisam saber

© 2007 Editora UNESP
Direitos de publicação reservados à:
Fundação Editora da UNESP (FEU)
Praça da Sé, 108
01001-900 – São Paulo – SP
Tel.: (0xx11) 3242-7171
Fax: (0xx11) 3242-7172
www.editoraunesp.com.br
www.livrariaunesp.com.br
feu@editora.unesp.br

CIP – Brasil. Catalogação na fonte
Sindicato Nacional dos Editores de Livros, RJ

D641p

Di Stasi, Luiz Claudio
  Plantas medicinais: verdades e mentiras: o que os usuários e os profissionais de saúde precisam saber / Luiz Claudio Di Stasi. – São Paulo: Editora UNESP, 2007. (Saúde e cidadania)

  Contém glossário
  Inclui bibliografia comentada
  ISBN 978-85-7139-750-7

  1. Plantas medicinais. 2. Ervas - Uso terapêutico. 3. Matéria médica vegetal. 4 Medicina alternativa. I. Título. II. Série.

07-0723.
CDD: 615.321
CDU: 633.88

Editora afiliada:

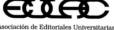

Asociación de Editoriales Universitarias
de América Latina y el Caribe

Associação Brasileira de
Editoras Universitárias

Sumário

	Apresentação	7
	Prefácio	9
	Introdução	13

Capítulo 1 | Plantas medicinais: vamos saber do que estamos falando... 19
Planta medicinal ou planta tóxica 23
Planta medicinal – remédio ou medicamento 27
Drogas e fármacos 32

Capítulo 2 | O que faz uma planta medicinal funcionar 37

Capítulo 3 | Plantas medicinais em seus distintos contextos de uso 45
Medicina popular, medicina tradicional e medicina oficial 48
Medicina oficial 49
Medicina tradicional 53
Medicina popular 60
Fitoterapia e os fitoterápicos 65

coleção saúde e cidadania | plantas medicinais – verdades e mentiras

Capítulo 4 | Fitoterapia como medicina
complementar e integrativa 71

Panorama atual do uso de plantas medicinais 77

A prática da fitoterapia 82

A fitoterapia nos consultórios 84

A fitoterapia nos serviços públicos de saúde 100

Características básicas de um programa
de fitoterapia 106

Posfácio 117

Glossário 121

Referências bibliográficas 131

Apresentação

A medicina sofreu profundas transformações nos últimos 50 anos, fruto de um intenso desenvolvimento científico-tecnológico, gerador de expressivo avanço nas intervenções terapêuticas, sejam elas clínicas ou cirúrgicas.

Porém, um tanto paradoxalmente, ao lado de seu presumido triunfo, cresce a desconfiança em relação a essa Biomedicina. Pode-se localizar a origem desse desconforto em várias fontes difusas. A fragmentação das especialidades médicas, por exemplo, evoca descontentamento e dá ensejo à popularidade de terapias alternativas que se pretendem mais humanas e integrais. O enorme custo da nova tecnologia médica, por sua vez, impõe sérios obstáculos à democratização de seus benefícios e sugere que outros modelos devam ser procurados. Ao lado de tais problemas também está a pulverização contemporânea da informação médica, nem sempre veiculada de maneira balizada e muitas vezes responsável pela ansiedade entre pacientes e pela insegurança entre os médicos, que se sentem despreparados para responder adequadamente às questões que o público lhes dirige.

A Editora UNESP, com a Coleção Saúde e Cidadania, pretende contribuir para a discussão desses e outros "temas críticos" em suas dimensões técnica, social, política e ética. Procura-se, assim, fornecer um instrumento complementar ao profissional e apoiar as decisões das pessoas na busca de assistência e de cuidados de saúde voltados ao aperfeiçoamento da qualidade de vida.

Comissão Editorial Assessora de Saúde Coletiva.

Prefácio

Os nossos medicamentos, disponíveis no mercado, tiveram a sua origem em protótipos de substâncias químicas, na maioria dos casos de origem vegetal. Mais especificamente, de espécies vegetais de uso popular no tratamento, cura e prevenção de doenças. Da mesma forma, o conhecimento científico essencial que permitiu o desenvolvimento dos procedimentos de cura de doenças também foi baseado, de forma incontestável, nos conhecimentos populares ou de comunidades tradicionais isoladas. De inúmeras espécies vegetais de valor medicinal, os pesquisadores, ao longo da história da farmacologia e da medicina, foram isolando compostos identificados como substâncias básicas para a síntese de centenas de substâncias ativas. Assim, foram descobertos produtos como a morfina, a reserpina, a digoxina, o taxol, a emetina, a atropina e inúmeros compostos que modificaram a história médica e tornaram o tratamento das doenças uma realidade, e não apenas uma promessa de cura. Portanto, foi com base no conhecimento empírico popular e daqueles originados nas comunidades tradicionais que se criou um corpo de conhecimento científico básico e essencial para a produção de grande parte dos medicamentos disponíveis no mercado, alicerce da medicina moderna.

Esta constatação inegável traz para os nossos dias uma importante discussão sobre a utilidade das práticas populares e tradicionais de saúde em associação às práticas da medicina moderna. Se tais conhecimentos, lapidados pela experimentação científica, permitiram que a ciência construísse este enorme arcabouço de medicamentos, parece óbvio que as práticas populares e tradicionais de saúde sejam, de fato, práticas que colaboram para a manutenção da saúde e que podem, também na atualidade, ser a base para o desenvolvimento e a implantação de procedimentos de cura e tratamento junto ao sistema oficial de saúde.

Em vários países, a associação entre os diferentes tipos de tratamentos modernos disponíveis e as práticas populares e tradicionais de saúde tem sido uma das abordagens mais promissoras e eficazes para o tratamento das doenças, especialmente daquelas das camadas populares que vivem à margem dos serviços modernos de saúde e de seus medicamentos quimicamente definidos e estudados.

A incorporação dessas práticas na medicina moderna ou oficial traz à tona um grande debate. Por um lado, os profissionais de saúde precisam ter a disponibilidade de conhecer profundamente os conceitos e as concepções dessa nova abordagem para poder reunir a qualificação necessária para elaborar, pelo menos, uma crítica contextual e embasada em relação às outras práticas de saúde disponíveis, aquelas que em geral são criticadas pelos profissionais da área de saúde, muitas vezes de forma infundada ou por desconhecimento do seu escopo. Por outro lado, os usuários e a população em geral precisam conhecer os dois universos para compreender de forma mais adequada que tipo de produto terapêutico estão consumindo e as vantagens e desvantagens de consumi-lo. Dessa forma, podem tomar as decisões que considerarem mais adequadas.

Apesar do preconceito existente por parte dos profissionais de saúde dentro do sistema oficial em relação às práticas médicas populares e tradicionais, a integração e associação saudáveis entre esses sistemas diversos é uma realidade próxima, da qual ninguém mais poderá evitar uma participação, ao menos em um debate. Se assim o fizer correrá o risco de ficar à margem desse importante processo que está ocorrendo em todo o mundo, decorrente da necessidade, do interesse e da crença da população nessas novas possibilidades de tratamento e cura de suas doenças. Junto a essa necessidade da população, respondem com o mesmo interesse e entusiasmo as indústrias farmacêuticas, cujo arsenal de produtos de origem vegetal já representa, em alguns casos, boa parte do seu faturamento anual. Segundo muitos especialistas da área, os produtos medicinais de origem vegetal podem superar em pouco tempo o arsenal químico--farmacêutico atualmente disponível.

Para participar desse debate com conhecimento de causa é necessário conhecer ou reconhecer o que se estará debatendo, assim como a filosofia e as concep-ções que delineiam todos os conceitos e definições en-volvidos neste rico tema que são as plantas medicinais.

O preconceito vem da ignorância, e o conheci-mento é o principal tratamento contra ele.

Ter a disposição para compreender a evolução da ciência e seus avanços já é um enorme passo para modificar atitudes e habilidades que efetivamente podem contribuir para tratamentos mais adequados e seguros que garantam o alcance dos objetivos de usar um medicamento, de qualquer natureza, para a preven-ção e cura das doenças e melhorar a qualidade de vida.

Introdução

É bem provável que todas as pessoas tenham algum conhecimento acerca das plantas medicinais. Em geral, e independentemente da classe social e econômica, todos reconhecem como uma espécie vegetal, uma planta com alegada propriedade medicinal, é usada para aliviar algum sintoma, prevenir ou tratar alguma doença. Se, de forma geral, é a ideia que se apresenta, muitas e importantes características e conceitos envolvidos com o tema normalmente não são de conhecimento comum, o que pode gerar concepções equivocadas ou até mesmo certo preconceito.

Por outro lado, desconhecer as características de um produto de consumo generalizado pode, por uso exagerado ou equivocado, gerar problemas sérios de saúde. Tais problemas ocorrem tanto pela falta de conhecimento por parte do usuário, que geralmente se automedica sem o devido conhecimento, como por parte de profissionais da saúde que, sem ter clareza suficiente sobre as concepções corretas de uso das plantas medicinais como medicamento, podem fazer uso equivocado destas. Todas essas preocupações suscitam uma série de perguntas que este pequeno trabalho pretende responder ao longo de seus capítulos.

Abaixo, alguns exemplos instigantes:

Quando eu coloco um ramo de arruda atrás da orelha para afastar "mau-olhado", estou usando uma planta medicinal?

E quando preparo um chá de erva-cidreira que a Dona Cida disse que era bom para me acalmar, estou tomando um chá de planta medicinal?

Se na casa da Dona Raimunda, uma benzedeira de "mão-cheia", como dizem popularmente, ela passa pelo meu corpo um ramo de várias plantas e recita ao som de uma cantoria monótona, que na maioria das vezes é incompreensível, estou fazendo uso de uma planta medicinal?

Quando compro uma cápsula de óleo de alho na Farmácia do Agnaldo e a tomo para aliviar minha gripe, estou ingerindo um produto contendo uma planta medicinal? E este produto que compro, posso chamá-lo de medicamento?

Em determinados grupos indígenas do Brasil, quando o Tuxaua Kuarrã fuma um preparado com várias plantas secas para espantar espíritos ruins do corpo de outro índio e realiza rituais de cura, ele está fazendo uso das plantas como um medicamento?

E no consultório do Dr. Hermógenes, quando ele prescreve um chá de hortelã para eliminar os parasitas de meu filho, estaria ele prescrevendo uma planta medicinal ou um medicamento?

Esse procedimento é o mesmo que o Sr. Vicente adota no meio de uma comunidade quilombola quando goteja a seiva de uma planta em seu olho irritado?

Essas perguntas levam as outras que também são essenciais: uma planta medicinal é um medicamento? Em caso afirmativo, que tipo de medicamento é esse e como posso consumi-lo com segurança?

Havendo respostas corretas para todas essas perguntas, talvez este livro tenha pouca serventia. No entanto, muitas dúvidas podem surgir diante dessas perguntas, e, nesse sentido, este trabalho é uma tentativa de elucidar os diversos usos das plantas medicinais em seus contextos e mostrar, assim, o que há de verdade, de mentira e de mitos que precisam ser derrubados quando o tema envolve as plantas medicinais e a saúde.

Duas palavras – planta medicinal – unidas nessa expressão envolvem uma conceituação que vai além da teoria, na medida em que, de acordo com o contexto em que são usadas, podem ser benéficas ou prejudiciais, podem ser legais ou representar uma prática clandestina, podem ser seguras ou causar efeitos colaterais e/ou tóxicos irreversíveis.

Isso tem, na atualidade, uma importância gigantesca. Essa importância decorre da constatação inequívoca de que o uso de plantas medicinais na prevenção e cura de doenças é de grande relevância para a saúde pública. Também é inquestionável que o consumo desses produtos por todo o mundo já representa atualmente 30% de todos os produtos consumidos com finalidade terapêutica e, consequentemente, envolve cifras de bilhões de dólares anuais. Além disso, a população do mundo todo está ávida por terapias com menores efeitos tóxicos e colaterais, eficazes especialmente quando de uso prolongado. Simultaneamente, as indústrias farmacêuticas já descobriram esse novo mercado que cresce vertiginosamente, colocando a cada ano centenas de produtos em circulação, que precisam ser reconhecidos como seguros e eficazes. Essa realidade em breve também se estabelecerá em nosso país. É necessário que a população, os usuários, os profissionais de saúde e os pesquisadores conheçam-na com mais detalhes e profundidade.

No Brasil, apesar da inexistência de dados oficiais, o panorama de consumo é considerado similar ao resto do mundo, com o agravante de que 66% da população brasileira não tem acesso aos medicamentos comercializados, fazendo uso das plantas medicinais como a única alternativa para o tratamento de suas doenças. Ou seja, o consumo de plantas medicinais no Brasil, de forma legal ou não, não é apenas uma questão de opção terapêutica como ocorre em países desenvolvidos, mas de uma necessidade de atendimento primário de saúde, como ocorre em outros países em desenvolvimento e subdesenvolvidos. Isso, sem dúvidas, merece ampla discussão.

Considerando ainda o decreto federal 5.813 de 22 de junho de 2006, que aprova a Política Nacional de Plantas Medicinais e Fitoterápicos, associado à portaria de 3 de maio de 2006 no Ministério da Saúde, que aprova a Política Nacional de Práticas Integrativas e Complementares no Sistema Único de Saúde, a relevância em conhecer este tema toma grande dimensão, já que o uso de plantas medicinais e de fitoterápicos no Brasil será, num futuro próximo, uma realidade nos serviços públicos de saúde e também uma alternativa terapêutica completamente legalizada. Nesse contexto, este livro se apresenta como uma tentativa de tornar claro o que é esse tão afamado produto: a planta medicinal e seus derivados, e como podem efetivamente ser uma importante estratégia de prevenção e cura de doenças, especialmente no atendimento primário de saúde.

Finalmente, é muito importante ter claro que as espécies vegetais nativas do Brasil representam incontestavelmente uma das maiores, senão a maior fonte potencial para o desenvolvimento de novos medicamentos e, por isso, um tema de prioridade nacional que pode permitir o desenvolvimento de uma indústria farmacêutica nacional de porte, competitiva e com as qualidades necessárias para disponibilizar medicamentos seguros e eficazes.

É premissa que nada pode ser feito com qualidade sem o conhecimento apropriado ou com base em opiniões que muitas vezes não encontram significado verdadeiro. Usar produtos sem o devido reconhecimento de suas características pode causar mais problemas que efetivas soluções para a saúde da população.

Isto posto, a expectativa aqui é promover uma discussão e oferecer as informações necessárias para orientar tanto os usuários como os profissionais de saúde. Não é uma tarefa fácil, mas trata-se de uma tentativa verdadeira.

Plantas medicinais: vamos saber do que estamos falando...

Depois que atravessei o rio em uma pequena canoa, controlada com precisão pelas mãos do Sr. Euclides, chegamos à margem oposta, onde se abriam as portas de um quilombo centenário localizado no coração da Mata Atlântica paulista. Subimos a ribanceira, muitas vezes alcançada pelas águas na época das cheias, e lá vislumbrei uma pequena vila de casas em volta de uma enorme igreja levantada em homenagem a São Sebastião. Sentamos para descansar e não pude deixar de notar o olhar curioso de todos que me miravam, cada um com perguntas diferentes nos olhos.

Enquanto o Sr. Euclides acendia um cigarro de palha e baforava a fumaça olhando para o azul do céu, eu pensava em como começar uma conversa que pudesse estabelecer uma empatia recíproca e garantir uma estada o mais agradável possível no local. Isso não foi necessário, pois quase todos que se encontravam naquela grande praça foram chegando aos poucos e, lentamente, um a um, me cumprimentaram, sempre com a apresentação carinhosa do Sr. Euclides dizendo, no mesmo tom: "Este é o Professor Luiz, que veio aqui para falar com a gente sobre nossas plantas". E assim foi por um bom tempo, apresentação aqui, apresentação acolá, uma piada, um sorriso e, de repente, estava eu fumando o cigarro de palha do Sr. Euclides, quando já despreocupado e à vontade comentei: "Imagino que vocês usam muitas plantas por aqui". Ao que ele me respondeu: "Plantas? Além dos bichos que comemos, só usamos plantas e nada mais. Planta para comer, planta para fazer canoa, planta para fazer nossas casas, planta para vender, planta para fazer brinquedos para nossas crianças, planta para fazer nossos batuques, planta para lenha, planta para fazer nossas cercas e nossas canoas, planta para tudo, inclusive planta para remédio". Como eu continuava em silêncio, ele retomou após outra baforada de cigarro, "a planta é tudo o que temos, foi tudo que sobrou, é dela que tiramos nosso sustento, é dela que curamos nossas doenças".

Esta pequena situação real permite a discussão de alguns conceitos e informações importantes sobre o uso de uma planta medicinal como alternativa terapêutica fora do sistema oficial de saúde em um determinado contexto. Entre esses conceitos, o primeiro e mais importante é o de planta medicinal.

O termo *planta* é reconhecido imediatamente por qualquer pessoa como sendo uma espécie vegetal, um ser vivo que não é animal, geralmente fixo em um determinado local de onde retira todos os elementos necessários para a sua sobrevivência e para as suas relações com o ambiente e com os outros seres vivos, incluindo outras plantas, animais de grande porte, animais de pequeno porte, insetos, vírus, bactérias, e tudo mais que tenha vida. Há, portanto, uma concepção global e real do que seja uma planta. Se alguns seres vivos como os liquens, os fungos, os musgos e outras categorias podem ou não ser classificados como plantas, não é uma discussão importante aqui. O que importa é que uma planta sempre é reconhecida como uma espécie vegetal rasteira, herbácea ou arbustiva.

O termo *medicinal* vem para expressar justamente o uso que se faz dessa espécie, sua utilidade terapêutica, ou seja, voltada à prevenção ou tratamento de uma doença, ou ainda para o alívio de determinado sintoma decorrente de uma doença. Assim sendo, uma planta medicinal é aquela para a qual se atribui uma propriedade medicinal que, de forma geral, é feita por indivíduos da espécie humana. Mesmo considerando que muitos animais fazem uso das plantas para obter vantagens medicinais, será a atribuição da ideia de uso medicinal pela espécie humana que permitirá que uma espécie vegetal, qualquer que seja ela, passe a ser classificada como uma planta medicinal.

A Organização Mundial de Saúde (OMS) refere-se às plantas medicinais como espécies vegetais a partir das quais produtos de interesse terapêutico podem ser obtidos e usados na espécie humana como medicamento. A OMS incluiu em sua lista de plantas medicinais também outras espécies vegetais, fonte de compostos ativos com propriedade terapêutica, e faz isso independentemente do fato de a planta ser a mesma usada pela população como medicinal ou não.

No entanto, não é esse conceito que os pesquisadores da área reconhecem como verdadeiro, mas aquele que refere o uso da espécie como medicinal, ou seja, que reconhece o papel fundamental do conhecimento popular e do uso que os seres humanos fazem das espécies vegetais. Neste contexto, uma planta medicinal é qualquer espécie vegetal usada com a finalidade de prevenir e tratar doenças ou de aliviar sintomas de uma doença.

Todas as espécies vegetais possuem um rico arsenal de compostos químicos, muitos dos quais podem efetivamente ser ativos como medicamento, mas isso não torna essa espécie uma planta medicinal caso ela não seja incorporada pela população como um produto de valor medicinal. Essas plantas, na verdade, são fontes inesgotáveis de novas substâncias e potenciais plantas medicinais a partir do momento que são usadas com finalidade terapêutica por um determinado grupo de indivíduos.

▦ Planta medicinal ou planta tóxica

O leitor deve perceber ainda que na identificação de uma espécie vegetal como medicinal não se está atribuindo à planta a característica de eficácia na prevenção ou no tratamento de uma doença, ou mesmo no alívio de um sintoma. Geralmente essa ação benéfica é da planta, caso contrário, certamente ela não seria mais utilizada. O que não é possível saber nesses casos é se a eficácia é suficiente para permitir o tratamento desejado, ou se a planta usada como remédio será melhor ou mais potente que um outro medicamento disponível na farmácia e, finalmente, se será segura o suficiente para uso geral.

O leitor também deve perceber que, se a planta causa sérios efeitos colaterais ou tóxicos, também não estaria mais sendo utilizada como medicinal e passaria, mesmo que popularmente, para uma outra categoria, a de planta tóxica.

Isso não significa, de forma alguma, que qualquer planta, por ser usada por suas reputadas propriedades terapêuticas, é desprovida de efeitos maléficos para o organismo. O que determina o efeito que pode ser observado é o contexto no qual a espécie é usada, seus esquemas de preparo e dosagem, ante um diagnóstico que geralmente não é realizado por nenhum profissional da área de saúde, mas decorrente de uma concepção de saúde e de doença dentro de determinada cultura, popular ou tradicional. Quando a planta é usada fora desse contexto e de seu sistema de concepção saúde-doença, ela pode produzir efeitos inesperados e indesejáveis, contudo, isso não é regra.

Dois outros fatores tornam esse uso um pouco mais preocupante do que o esperado. Primeiro, se a planta é usada de acordo com um diagnóstico equivocado, o efeito desejado pode não ser obtido ou, em alguns casos, a saúde do usuário pode ser comprometida. Segundo, que garantia tem o usuário fora desse contexto para saber exatamente se está consumindo a mesma planta? Isso será discutido com mais detalhes em outro momento, mas já é possível antecipar que a garantia desse usuário é bem pequena.

Antes da discussão desses dois temas, ainda neste capítulo, faz-se importante fechar a questão do *medicinal versus* o *tóxico*. Esses dois conceitos também englobam formas de compreensão diferentes, uma delas por parte dos consumidores e dos integrantes da medicina popular e tradicional, e outra, por parte do sistema oficial de saúde ou da medicina oficial e de seus profissionais.

Na medicina popular e na tradicional é muito tranquila e clara a distinção entre uma planta tóxica e uma medicinal, pois tal distinção se faz pela observação dos sintomas que a planta produz sobre o organismo. Nesse sistema, qualquer integrante de um dos grupos sabe e diferencia claramente uma planta da outra, de modo que aquelas reputadas como medicinais vão se incorporando à própria cultura, e seu uso vai se disseminando entre a população em velocidades que dependem do meio de comunicação disponível, normalmente pela tradição oral entre gerações ou na mesma geração.

Nessas bases, pouco a pouco uma verdadeira farmacopeia popular de plantas vai se formando, novas plantas vão se incorporando com o tempo e algumas vão sendo substituídas por outras melhores, mais eficientes, ou ainda por outras que produzem menores efeitos maléficos. Isso é fácil de ser constatado nos estudos que são realizados com essas comunidades, nos quais listas de plantas medicinais são organizadas. Nessas listas, raramente são encontradas espécies potencialmente tóxicas. É um processo de aprendizagem empírico, lento, mas muito eficaz para catalogar as espécies vegetais como plantas medicinais. Paralelamente, uma lista de espécies potencialmente tóxicas vai se formando à medida que os relatos dos usuários sobre os efeitos tóxicos das plantas vão também se disseminando.

No contexto da medicina oficial, essa diferenciação não é tão simples e tampouco a mesma. Nele, as substâncias puras isoladas das plantas medicinais, usadas como medicamentos, são, em grande parte, originadas de plantas tradicionalmente reconhecidas como tóxicas, que, após os devidos estudos de isolamento das substâncias ativas, são utilizadas em doses devidamente estudadas, apresentando efeitos terapêuticos valiosos. Por serem originalmente obtidas a partir de espécies vegetais tóxicas, nunca são desprovidas de efeitos colaterais e, quando usadas em doses altas ou por tempo prolongado, geralmente são pouco seguras. Se a discussão se limita às substâncias isoladas de plantas, é pelo fato de que a prescrição de plantas como medicamento dentro do sistema da medicina oficial ainda é muito incipiente e fonte de um enorme preconceito por parte dos profissionais de saúde. Por outro lado, há uma ideia disseminada há muito tempo por profissionais de saúde e por usuários, de que as plantas medicinais, por serem produtos naturais, seriam desprovidas de efeitos colaterais e tóxicos. Essa inverdade, ou quase mito, será bastante discutida e combatida aqui, num momento mais adequado.

Bastante questionada por esses profissionais, a prescrição de produtos dessa natureza, será, sem dúvida, uma realidade em um futuro muito próximo, já que, em virtude da ampliação dos usos e estudos com esses produtos, uma enorme série de dados garante para inúmeras plantas medicinais características de eficácia e baixa toxicidade. Dessa constatação, vão surgir outras perguntas que serão discutidas neste livro, sendo que uma delas se expressa aqui. Esses profissionais da área de saúde possuem formação e estão efetivamente aptos a prescrever as plantas medicinais como medicamento? De forma geral, é possível afirmar que na formação dos profissionais de saúde – médicos, farmacêuticos, nutricionistas, biomédicos e outros – não existe a preocupação com esse tema e, de forma geral, todos os profissionais carecem das informações necessárias para uma boa prática de prescrição desses produtos.

Planta medicinal – remédio ou medicamento

Antes de avançar na discussão do uso das espécies vegetais dentro de cada um dos contextos comentados acima, medicina popular, medicina tradicional e medicina oficial, outros conceitos se fazem importantes para facilitar a compreensão de outras questões presentes neste livro.

Sempre é bom começar com boas perguntas para que se obtenham boas respostas. Por exemplo: quando uso uma planta medicinal, estou usando um remédio ou um medicamento?

Se para algumas pessoas isso é muito bem delineado em termos das diferenças de conceitos, a maioria dos usuários, inclusive alguns profissionais de saúde, geralmente usam esses termos como sinônimos, quando na verdade não são. Essa diferenciação é essencial e básica, pois permitirá ao leitor compreender claramente a natureza diferente dos dois produtos. É possível adiantar que todo medicamento é um remédio e nessas circunstâncias os dois termos podem ser usados como sinônimos. Por outro lado, nem todo remédio pode ser um medicamento, de modo que, dependendo do produto, do processo ou do procedimento de cura utilizado, não é possível utilizar os dois termos como sinônimos.

O termo *remédio* expressa e se refere de modo amplo a qualquer procedimento, processo ou produto de diferente natureza usado com a finalidade de cura ou prevenção de doenças, incluindo o alívio de sintomas. Nesse conceito a finalidade é terapêutica, mas não representa em nenhum momento garantia de efeito, que pode ou não ser alcançado. Obviamente, grande parte dos remédios funciona, e em alguns casos são tão ou mais eficientes que compostos químicos puros comercializados como medicamento. Também é verdadeiro reconhecer que grande parte dos remédios é segura do ponto de vista toxicológico, muitos dos quais inclusive não apresentam risco algum de produzir efeitos colaterais ou tóxicos. Um remédio, portanto, representa uma promessa de cura ou de alívio de um sintoma que pode, na maioria dos casos, ser concretizada na prática. No entanto, pelo fato de o remédio visar uma determinada propriedade medicinal, em seu conceito não está incluído que ele seja comprovadamente eficaz ou seguro para uso.

Nesse sentido, é muito importante salientar que o leitor não pode e não deve julgar que o remédio, por não ter garantias de eficácia e segurança, estabelecidas por estudos e investigações científicas, tenha menor valor do que um produto químico com comprovada eficácia e segurança de uso. Novamente se salienta aqui a questão do contexto de uso, que será discutida mais adiante.

Os remédios podem ser de diferentes naturezas: química, física e psíquica.

Os remédios de natureza química, independentemente do contexto em que são usados, possuem sempre um componente químico, ou seja, uma ou mais substâncias que são as responsáveis por determinada atividade biológica. Dessa forma, quando se consome um chá de determinada espécie vegetal, por via oral, para diminuir a dor, como o chá de erva-cidreira, também chamado de capim-limão (*Cymbopogon citratus*);

ou se aplica a tintura de uma planta sobre a pele para combater problemas de coceira, como é o caso do cipó-suma (*Anchietia salutaris*); ou se se utiliza de uma inalação com eucalipto (*Eucaliptus globosus*) para desobstruir as vias aéreas ou mastiga-se uma planta fresca para aliviar a dor de dente, como é feito com o camapú (*Physalis angulata*), tais plantas estão sendo consumidas sempre como remédio de natureza química, pois em cada um desses exemplos expõe-se o organismo aos efeitos de uma série de substâncias ativas presentes nas plantas. Da mesma forma, pode-se dizer que, ao consumir qualquer medicamento dentre os disponibilizados nas farmácias, estamos consumindo também um remédio de natureza química. No entanto, nesse último caso também está sendo consumido um medicamento devidamente estudado quanto a sua eficácia e segurança de uso. Como foi dito ainda neste capítulo, todo medicamento é um remédio, ainda que o contrário nem sempre seja verdadeiro.

Remédios de natureza física envolvem geralmente procedimentos completamente distintos. Um exemplo é a climatoterapia, que envolve o tratamento complementar de inúmeras doenças utilizando as condições climáticas de determinados ambientes como fator preventivo ou curativo, como ocorre na transferência de indivíduos tuberculosos para regiões de montanha, prática não tão antiga incorporada pela própria medicina oficial. Outros exemplos são a helioterapia, um tratamento por meio de raios solares, a cinesisterapia, que utiliza métodos como a ginástica e a reeducação de movimentos e posturas, e a própria radioterapia, método de tratamento amplamente usado na medicina moderna.

Finalmente, há os remédios de natureza psíquica, que, dependendo do contexto, também podem ser denominados *medicina mágica*. Esses remédios envolvem procedimentos diversos, desde uma simples oração ou uma promessa para se alcançar a cura, ou um tratamento, passando por rituais de benzimento, até chegar à própria relação médico-paciente, que pode amplificar os efeitos terapêuticos de um determinado medicamento. Esse universo é mítico, místico e ritualístico, sempre voltado a colaborar com a cura ou com o tratamento do paciente ou para o alívio das aflições físicas, mentais ou espirituais.

Obviamente, os remédios de natureza psíquica, assim como vários dos remédios de natureza física, dificilmente podem ser classificados como medicamento, pois na maioria dos casos não é possível aplicar os testes necessários para garantir sua eficácia e segurança de uso, tampouco determinar seu controle de qualidade. Se essa afirmação parece verdadeira, isso se deve ao fato de que o leitor possui uma concepção clara do que seja um medicamento, de que a transformação de um produto em medicamento e sua venda como tal passam necessariamente por uma série de estudos que comprovam a sua eficácia no tratamento ou prevenção de determinada doença ou sintoma. Da mesma forma, um remédio para ser um medicamento deve ter sido amplamente estudado para se verificarem os potenciais risco de uso, seus efeitos colaterais, seus efeitos em altas doses ou em tratamentos prolongados. E, finalmente, sua melhor via de administração (oral, venosa, tópica, muscular), seu melhor esquema de dosagem e aplicação, forma de apresentação mais adequada, seu mecanismo de funcionamento e suas indicações terapêuticas.

São justamente esses estudos feitos sobre um determinado produto que permitem que determinada substância ou conjunto de substâncias químicas sejam definidos como medicamento e não mais como remédio. Quanto ao tipo de medicamento que pode ser obtido de determinada espécie vegetal e como poderá ser usado dentro da medicina oficial ou moderna, será um tema abordado mais à frente. Essa discussão terá por base mais uma pergunta: se um remédio pode efetivamente resolver determinado problema de saúde (e, como foi mencionado acima, geralmente tais remédios são eficazes e praticamente desprovidos de efeitos colaterais e tóxicos), qual seria a necessidade dos medicamentos como produto terapêutico?

■ Drogas e fármacos

Outros dois termos importantes relacionados ao tema são *droga* e *fármaco*, que até pouco tempo eram usados pelos profissionais de saúde e pesquisadores da área como produtos semelhantes. O consumidor e a população em geral, por sua vez, utilizam o termo *droga* em um outro contexto, referindo-se com mais frequência a *medicamento* e, raramente, a *fármaco*. Nesse sentido, está plenamente correta a associação da palavra *fármaco* à palavra *medicamento*, pois ambas representam exatamente o mesmo produto dentro da farmacologia moderna, ou seja, uma substância ou conjunto de substâncias que quando utilizadas promovem uma atividade biológica de valor terapêutico.

Por outro lado, o termo *droga* engloba conceituações diferentes que precisam ser devidamente delineadas e diferenciadas, tanto no meio popular como no acadêmico e no científico. O termo *droga* se origina curiosamente da palavra holandesa *droog,* que significa seco. Essa é uma referência ao nome genérico que se deu a certas substâncias de origem vegetal, mineral e animal empregadas na medicina, na indústria e nas artes. O termo *seco* é, na verdade, uma referência explícita ao produto natural seco, que, após coleta na natureza, possuía uma composição química, naquele momento desconhecida, com determinadas propriedades que constituíam a forma bruta do medicamento ativo. Em outras palavras, o termo *droga* incorpora a acepção da matéria-prima de utilidade medicamentosa ou não, incluindo nesse universo tanto os compostos provenientes de origem natural como aqueles obtidos a partir de processos de síntese química.

Atualmente a palavra *droga* é utilizada de forma mais ampla e reconhecida como uma substância ou conjunto de substâncias que produzem determinada atividade biológica ou alteração de função em um organismo vivo, qualquer que seja esse organismo. Quando essa atividade biológica é benéfica ao organismo, a droga pode ser simplesmente denominada *fármaco* ou *medicamento*. Por outro lado, quando essa substância ou conjunto de substâncias produz efeitos maléficos a um organismo vivo, a droga pode ser simplesmente chamada de tóxico. Deve ficar claro aqui que um medicamento ou fármaco, ao produzir efeitos colaterais e tóxicos quando usado indiscriminadamente, ou em doses altas ou ainda por tempos prolongados, não será classificado como tóxico, sendo esse conceito apenas atribuído aos efeitos decorrentes do uso do produto.

Popularmente, no entanto, o termo *droga* raramente é associado à palavra *medicamento* ou *fármaco*. De fato, o mais comum é a associação do termo a substâncias utilizadas sem finalidade terapêutica, mas para a obtenção de efeitos alucinógenos ou outros de natureza distinta do uso medicinal. Esse significado popular será identificado na ciência como *droga de abuso*, diferindo tanto do fármaco como do agente tóxico.

Com as espécies vegetais, as regras são exatamente as mesmas e é possível falar de plantas medicinais, plantas tóxicas e plantas de abuso, como a maconha (*Cannabis sativa*), as folhas de coca (*Erythroxylon coca*) ou do ópio (*Papaver somniferum*). No entanto, é preciso lembrar do que foi dito acima, ou seja, muitas plantas tóxicas foram e continuam sendo a fonte de inúmeras substâncias terapêuticas. Um exemplo claro disso é o ópio (*Papaver somniferum*), do qual se extraem inúmeras substâncias, entre elas a morfina, um dos mais potentes analgésicos disponíveis na atualidade e uma das primeiras substâncias conhecidas da natureza quanto a suas propriedades terapêuticas. Uma riqueza de exemplos ainda poderia ser dada, mas esses por si explicitam a sobreposição de conceitos que existe de acordo com o uso que se faz de um mesmo produto.

2

O que faz uma planta medicinal funcionar

No sul do estado do Amazonas há uma pequena aldeia às margens do rio Marmelos onde vivem algumas centenas de índios divididos em dois grupos de moradias, um em cada lado da rodovia Transamazônica, que por obra de "incríveis" e "sensíveis" engenheiros dividiu a tribo em duas partes. Após 18 horas para cumprir uma distância de 120 km por aquela rodovia, chegamos, eu e um grupo de alunos, para um primeiro contato com a tribo. Fomos recebidos com muita delicadeza, mas com olhares normais de desconfiança. O Tuxaua Kuarrã, chefe da tribo, se apresentou como Dom Alexandre, nome que ele escolheu para se relacionar com os homens brancos. Uma grande empatia se estabeleceu. Fomos instalados em redes estrategicamente colocadas em uma enorme construção de madeira e palha utilizada normalmente por membros de entidades governamentais e não governamentais que atuam na região.

Depois de alguns dias de conversa e muito trabalho na roça da aldeia, conquistamos o direito de sair à mata para conhecer um pouco das espécies medicinais da região utilizadas por aqueles índios. Saímos quando o sol se abria e caminhamos mata adentro. Horas de caminhada em silêncio ouvindo os sons da floresta, praticamente inaudíveis aos ouvidos de uma pessoa urbana, mas que aos poucos, com o tempo e a atenção redobrada, ficaram perceptíveis: as imensas sonoridades da mata, os sons dos pássaros, dos mamíferos, dos grupos de insetos, dos movimentos das folhas e outros que iam e vinham sem que se pudesse identificá-los, nem aos menos se estavam perto ou distantes. Foi em um desses momentos que minha atenção foi quebrada pela voz do Tuxaua que, apontando uma planta, me disse: "Esta planta nós usamos para picada de cobra, pegamos as folhas mais novas, quando as plantas estão com flor e amassamos bem entre as mãos até sair este suco que colocamos no local da picada e tomamos um pouco". Ele me ofereceu aquela gosma verde, extrato bruto concentrado, que tinha um gosto extremamente amargo. Após provar perguntei curiosamente: "E se a planta não estivesse florida, eu poderia usá-la da mesma forma?". A surpreendente resposta foi: "Não, se não estiver florida ou se não achar folhas novas, terá de buscar outra planta, pois esta não vai funcionar."

Dois aspectos ficam claros depois de uma análise dessa pequena situação. O primeiro deles é a riqueza do conhecimento popular e tradicional sobre as virtudes da natureza. As partes e características das plantas são conhecidas, como o seu uso medicinal e as formas desse uso para a obtenção dos efeitos desejados. O segundo decorre do primeiro, pois a indicação do uso das folhas novas durante o período de floração representa ao olhar da ciência um indicativo da presença de substâncias que ocorrem em maior abundância nas folhas novas e durante o período de floração da planta. Na ausência dessas características a planta não funcionaria bem, conforme o relato popular, e isso, provavelmente, deve-se à reduzida quantidade de substâncias ativas, ou mesmo de sua completa ausência, dependendo da função dessas substâncias para a planta.

Uma espécie vegetal com valor terapêutico, nutricional ou tóxico sempre apresentará atividade biológica por reunir em sua composição uma série de substâncias, que, em contato com o organismo, conseguem, por diferentes e espetaculares formas de ação, alterar para mais ou para menos determinada função desse organismo. Isso significa que é a composição química de certa espécie vegetal que irá caracterizar a atividade biológica de uma planta medicinal. Além disso, não é suficiente que esse arcabouço químico exista para promover determinada atividade, pois é necessário que essas substâncias presentes na planta tenham a capacidade de mimetizar a função de substâncias que existem normalmente em nosso organismo, ou seja, as substâncias presentes em uma planta só terão a capacidade de atuar sobre o organismo vivo se apresentarem estrutura química semelhante a compostos endógenos de nosso organismo e, dessa forma, como uma mágica esplêndida, influenciar, aumentando ou diminuindo, uma função do organismo, comprometida por uma doença.

Esta interação substância química com organismo vivo, especificamente com as células e suas macromoléculas, como as proteínas, os ácidos, as enzimas e outros alvos-receptores, que inicialmente parece um mistério da natureza, é o objeto essencial de estudo dos farmacologistas, aqueles cientistas responsáveis por tentar entender como as substâncias interagem com os organismos vivos para produzir efeitos tão maravilhosos como aliviar uma dor insuportável, corrigir uma pressão arterial aumentada, reduzir os níveis plasmáticos de glicose de um indivíduo diabético, controlar uma convulsão, causar uma depressão do sistema nervoso central a ponto de permitir a realização de uma cirurgia e outras ações fantásticas que esses compostos químicos podem promover no organismo para mantê-lo vivo e com qualidade de vida. Se essa área de pesquisa parece apaixonante, ela é mais do que isso. Trata-se de uma verdadeira missão: buscar nas plantas medicinais aquilo que elas possuem de potencial para uso na manutenção da saúde das pessoas e dos animais.

Quase mágico e poderosamente intrigante é entender por que uma planta produz substâncias tão importantes para a espécie humana e descobrir como essas substâncias podem ser, e de fato são, úteis como medicamentos.

Como mencionado anteriormente, as plantas são seres vivos que geralmente vivem fixos em determinado local e que se relacionam de forma muito distinta e variada com os outros elementos da natureza, animados ou inanimados. Diferente dos seres humanos, que se comunicam através de processos, como a fala, a audição, o olfato, o tato, o movimento e a visão, entre outros, as espécies vegetais não reúnem essas sensações especiais, mas comunicam-se quase exclusivamente pela produção de uma série de substâncias químicas, processo rico e semelhante aos processos de comunicação entre as nossas células e os tecidos.

Por exemplo, quando um hormônio, como a insulina, produzida em uma glândula de nosso organismo, cai na corrente sanguínea e vai atuar controlando os níveis de glicose ou quando um neurônio produz determinado neurotransmissor, como a acetilcolina, que permite a passagem de informações para o neurônio seguinte e deste para uma célula do estômago, desencadeando a produção de secreção gástrica tão necessária no momento da digestão, estamos diante de um processo mágico de comunicação química muito similar ao que ocorre na relação das plantas com o ambiente e com os organismos vivos que estão ao seu redor.

Externamente, no entanto, os processos de comunicação da espécie humana podem ser considerados extremamente modestos ou até mesmo rudimentares quando comparados aos sistemas de comunicação das plantas entre si e destas com outros organismos vivos. A capacidade auditiva e olfativa do ser humano, o seu poder de visão e a potência de sua fala são limitadíssimos, especialmente na presença de barreiras. Uma simples parede limita completamente a visão ao redor e reduz drasticamente a capacidade de audição daquele que está do outro lado da parede. Não fosse a tecnologia que amplia de forma incomensurável a capacidade de comunicação entre as pessoas, a nossa espécie teria sérias limitações nas inter-relações com o mundo, especialmente com os indivíduos da mesma espécie.

As plantas, por sua vez, vão se relacionar com o mundo utilizando-se de suas substâncias químicas como um dos mais importantes e belos mecanismos de sobrevivência e de perpetuação de uma espécie. Pouco tempo se passou para que os homens e, em especial, os cientistas olhassem para as espécies vegetais de forma menos antropocêntrica, enxergando-as apenas como produtoras potenciais de compostos de utilidade para outras espécies. Essa visão sempre foi equivocada, pois nenhum organismo vivo produz compostos visando o bem-estar de outros organismos. Do ponto de vista biológico, esse gasto de energia deve trazer algum benefício para a espécie produtora, caso contrário essa produção provavelmente deixa de existir. Por muito tempo não foi compreendido por que as plantas produziam tais compostos, substâncias químicas que a ciência recolheu da natureza em benefício da espécie humana. Atualmente já se conhece com detalhes a função de alguns desses compostos para a própria espécie, mas ainda há um grande percurso até a compreensão da complexidade desses processos, pois cada planta é por si só um enorme complexo de compostos. Além disso, esses processos ocorrem de forma completamente distinta dependendo da espécie e de modo ainda mais complexo, dependendo das condições ambientais em que está a planta.

Esses constituintes vegetais são denominados *compostos secundários*, pois não participam do metabolismo primário vegetal que envolve os processos de fotossíntese e respiração. Essas substâncias são classificadas em uma grande série de classes de compostos, cada qual participando de processos que garantem a sobrevivência e perpetuação das espécies em seu ambiente natural. Alguns desses compostos são os responsáveis por atrair um polinizador ou um dispersor de sementes, garantindo a reprodução da planta. Outros são ferramentas de proteção que afastam os predadores da espécie, colorindo diferentemente as flores, num jogo de atração ou de alerta. Não cabe aqui discutir e apresentar as características desses compostos, dado o pouco espaço disponível, mas o essencial a dizer é que são as substâncias químicas produzidas pelo reino vegetal que caracterizarão a presença de efeito terapêutico ou tóxico de uma espécie sobre um outro organismo vivo, além de determinar sua potência e eficácia no tratamento de uma doença ou no alívio de um sintoma. Nestes casos, o que foi denominado inicialmente *composto secundário*, quando usado dentro do contexto da farmacologia e da medicina, passa a se chamar *princípio ativo*.

Plantas medicinais em seus distintos contextos de uso

Em uma outra visita à comunidade quilombola, onde vive o Sr. Euclides, fui preparado, com todo o material necessário para uma pesquisa de campo. Estava eu, depois de quatro horas andando mata adentro, subindo e descendo ribanceiras úmidas, já extremante cansado por tanta caminhada e tanto peso na mochila – tesoura de poda, prensa de madeira, podão para coletar flores de árvores altas, prancheta para anotações, máquina fotográfica e aquela parafernália toda de um pesquisador, além das plantas coletadas –, quando esbarrei em uma planta e fui ferido gravemente no olho por seus espinhos. Além da dor, sentia uma sensação enorme de ardência que me incomodava mais que a própria dor. Não consegui abrir os olhos e fiquei ali parado. O Sr. Vicente, um dos mateiros que me acompanhava, vendo a minha situação, saiu mata adentro. Alguns minutos depois, ele me apareceu com um galho de uma planta que estava próxima ao local do acidente. Com um movimento rápido e certeiro passou o facão sobre o galho de onde saiu uma seiva, que ele pingou cuidadosa e imediatamente em meu olho ferido. Desesperado pela dor e também pela ardência, não tive a oportunidade de pensar em recusar ou questionar aquele procedimento. Passados alguns minutos, apesar da região inchada, já estava com o olho aberto, ainda com dor, mas sem sentir nenhuma ardência. Continuamos o trabalho e aproximadamente uma hora depois também não experimentava mais a sensação dolorosa. Restava unicamente o inchaço a ser resolvido.

Esse relato de uma situação real pode mostrar alguns outros conceitos importantes que precisam ser apreendidos para a compreensão da complexidade envolvida no uso das espécies vegetais como recurso terapêutico. Um olhar simples para essa situação remete imediatamente à afirmação de que isso é apenas uma prática popular sem nenhum respaldo na medicina oficial, já que tampouco poderia representar a prescrição que um médico faria para tratar o mesmo problema.

Não que o médico não pudesse fazer o mesmo, caso tivesse os conhecimentos necessários, mas, ao prescrever o mesmo procedimento, esse médico não estaria certamente prescrevendo um medicamento no contexto em que este foi definido, ou seja, o de um produto com eficácia e segurança determinada, mas sugerindo uma forma de tratamento com base em conhecimentos que não fariam parte da medicina oficial, em que tal prática não encontraria as bases que justificassem a sua prescrição.

Analisando essas duas situações, fica evidente que o uso de plantas medicinais deve ser avaliado considerando-se os diferentes contextos de uso. Isso irá permitir a classificação dos procedimentos de cura em diferentes tipos de medicina, que precisam ser devidamente diferenciados. É isso que será feito nesta parte do trabalho: situar o leitor nas diversas práticas que envolvem o uso de plantas medicinais e nos medicamentos produzidos a partir dessas plantas, e apontar também as vantagens, desvantagens, os problemas e as qualidades que cada uma dessas práticas possui e que estejam relacionados à melhoria da qualidade de vida do usuário.

coleção saúde e cidadania | plantas medicinais – verdades e mentiras

▧ Medicina popular, medicina tradicional e medicina oficial

No Brasil, assim como na maioria dos países subdesenvolvidos ou em desenvolvimento, a população em geral se utiliza de diferentes práticas médicas para o tratamento de suas doenças e dos sintomas decorrentes que ameaçam a sua saúde. Restringindo-se todas as práticas terapêuticas disponíveis apenas àquelas que se utilizam de plantas medicinais, excetuando-se os diferentes princípios de tratamento como homeopatia, acupuntura e outros, é possível identificar três diferentes tipos de medicina: uma medicina oficial, que pode ser diferente de acordo com o país em questão; uma medicina tradicional, geralmente associada e estabelecida dentro de grupos étnicos definidos, e a medicina popular, que se estabelece como uma mistura de influências culturais, mas que tem geralmente sua origem nas informações da medicina tradicional local. Nesta parte do livro, o objetivo é que o leitor reconheça essas práticas médicas que ocorrem em nosso país e identifique os diferentes elementos que as compõem. A tentativa aqui será a de estimular o leitor, leigo ou profissional de saúde, a olhar para uma possível integração desses sistemas, tendo em vista a busca de um tratamento mais adequado para os problemas de saúde do paciente, garantindo, nessa integração, a segurança e eficácia dos produtos relacionados às mais variadas doenças e aos sintomas que afligem os seres humanos e os animais, visando assim à melhoria da qualidade de vida dos usuários.

Medicina oficial

A medicina oficial é a de mais fácil identificação, compreensão e contextualização, comparada às outras duas. Como medicina oficial se considera a medicina adotada pelo país em seus serviços públicos e privados de saúde, ou seja, a medicina que possui a regulamentação e a autorização para ser praticada dentro do território de cada país e que é a base dos cursos de formação dos profissionais de saúde. No Brasil, assim como na maioria dos países ocidentais, a medicina oficial é a medicina alopática, aquela que se estabelece nos hospitais, postos de saúde e em todos os serviços privados de saúde. Nessa medicina, além do diagnóstico das doenças e de seus sintomas, está envolvida a prescrição de medicamentos quimicamente definidos e aprovados para uso e que de certa forma deveriam constar da farmacopeia brasileira. Até o presente momento, a medicina oficial é, em grande parte, baseada na prescrição de fármacos quimicamente definidos e aprovados para uso e comercialização, independentemente de serem de origem natural ou sintética. Tais medicamentos podem ser obtidos pelo paciente no mercado de farmácias e drogarias e, em alguns casos, gratuitamente nos serviços públicos de saúde. A medicina oficial está baseada quase que estritamente no uso de fármacos quimicamente definidos que foram devidamente estudados em relação aos seus efeitos farmacológicos, toxicológicos, químicos e farmacêuticos. Esse uso envolve, geralmente, uma posologia determinada, uma formulação adequada e um controle de qualidade definido.

Atualmente, o Governo Federal passou a reconhecer outros procedimentos terapêuticos como especialidades médicas, de modo que a homeopatia e a acupuntura, por exemplo, apesar de não estarem englobadas no que podemos chamar de medicina oficial, são práticas permitidas no território nacional, desde que os profissionais envolvidos preencham os requisitos necessários para executarem tais procedimentos.

A alopatia, base de nosso sistema oficial de saúde, originou-se em Hipócrates, que fundamentou a arte da cura por meio de dois axiomas. Seu primeiro axioma: *Natura medicatrix medicus interpres et minister,* refere-se ao fato de que "o organismo cura a doença e o médico é apenas o seu intérprete, auxiliando-o". No segundo axioma, Hipócrates preconiza duas leis: *contraria contrariis curantur* (a cura por ação contrária no corpo) e *similia similibus curantur* (a cura por ação semelhante no corpo). Da primeira lei deste axioma surge a alopatia como um sistema terapêutico de cura pelos contrários, ou seja, por produtos que atuam contra um agente etiológico da doença ou contra determinada função do organismo que foi afetada. A segunda lei dá origem ao que é conhecido atualmente como homeopatia.

É importante ainda ressaltar na medicina oficial alopática que os profissionais de saúde podem prescrever três diferentes tipos de medicamentos: os medicamentos oficiais, os medicamentos oficinais e os medicamentos magistrais.

O medicamento oficial diz respeito a determinado composto químico inscrito na farmacopeia de cada país, que oficializa os medicamentos de uso corrente e os consagrados pela experiência como eficazes e úteis do ponto de vista terapêutico. O medicamento oficial é um produto farmacêutico, tecnicamente obtido ou elaborado, com finalidade profilática, curativa, paliativa ou para fins de diagnóstico. É um produto que foi estudado em todos os aspectos para garantir, na formulação final, a eficácia e a segurança de uso dentro de determinada posologia e forma de uso.

O medicamento oficinal, também denominado *medicamento farmacopeico*, é todo medicamento de fórmula declarada, de ação terapêutica comprovada, identificado por um nome genérico, oficial ou não, e que se prepara na própria farmácia. Esse medicamento deve apresentar fórmula farmacêutica estável, embalagem uniforme e ficar sujeito a registro prévio no Ministério da Saúde. Não se trata, portanto, de um medicamento prontamente disponível no mercado farmacêutico, mas que necessita de um farmacêutico que, em condições adequadas, possa manipulá-lo corretamente em seu estabelecimento, garantindo suas características e, consequentemente, seus efeitos benéficos.

O medicamento magistral não é comercializado de forma industrializada e requer a preparação pelo próprio farmacêutico de acordo com a correta prescrição de um médico, que deve pormenorizar a composição, a forma farmacêutica e a posologia. Difere do medicamento oficial pelo fato de não estar descrito nas farmacopeias.

Entre essas três formas de medicamentos passíveis de prescrição pelo profissional de saúde, o medicamento oficial e o magistral podem conter espécies vegetais em sua composição. Para o medicamento oficial, a inclusão de espécies medicinais deve estar descrita na farmacopeia, e, no segundo caso, a inclusão virá por orientação médica. Nesse contexto, é possível, de forma legal, a incorporação de plantas medicinais em determinado medicamento. No entanto, os conhecimentos necessários sobre as plantas medicinais brasileiras ainda são insuficientes, o que inviabiliza muitas vezes que o medicamento magistral possa ser prescrito com segurança pelo profissional de saúde. Apenas nos casos em que plantas tradicionalmente conhecidas como seguras e eficazes são incluídas na preparação, é que o procedimento pode ser considerado adequado e seguro.

O contexto da medicina oficial, portanto, é aquele que está devidamente regulamentado pelos órgãos governamentais e, neste caso, a prescrição de medicamentos deve se basear no uso dos medicamentos devidamente aprovados e liberados para comercialização e consumo, considerando-se obviamente as regras que compõem todo o sistema terapêutico oficial do país.

■ Medicina tradicional

De forma completamente distinta da medicina oficial, a medicina tradicional e a medicina popular se inserem em cada país de acordo com suas peculiaridades, visto que ambas representam, até o momento, práticas não regulamentadas, não sujeitas ao mesmo sistema de controle, pois não implicam o uso de produtos comercializados e geralmente não envolvem a participação de profissionais de saúde habilitados oficialmente, mas reconhecidos popularmente.

Uma diferença fundamental entre as medicinas tradicional e popular e a medicina oficial ou moderna se encontra nas diferentes concepções que existem sobre o que é doença em cada um desses sistemas e, consequentemente, na definição e escolha do tratamento mais adequado.

Decorrente ainda dos distintos princípios filosóficos que regem cada um desses sistemas, é muito

coleção saúde e cidadania | plantas medicinais – verdades e mentiras

difícil que um julgue o outro, mesmo assim, o que normalmente ocorre é que as práticas e os praticantes da medicina tradicional e popular não são reconhecidos pelos profissionais de saúde da medicina oficial, visto que esses profissionais consideram que não existem bases científicas para suportar essas práticas. Há, portanto, uma ausência de respeito e entendimento entre os praticantes desses diferentes tipos de medicina. Para que uma interação saudável entre essas diferentes práticas terapêuticas possa ocorrer, permitindo que coexistam como terapias disponíveis para a população, é essencial que os praticantes da medicina oficial ou moderna reconheçam as práticas tradicionais e populares de saúde como terapias complementares e integrativas, que podem ajudar – e efetivamente ajudam – na manutenção da saúde e da qualidade de vida da população.

É possível que esses profissionais possam iniciar um reconhecimento dessas práticas quando efetivamente se dedicarem a compreender o amplo universo de qualidades e características que as compõem e deixarem de considerar essas práticas uma alternativa em relação à medicina oficial, compreendendo-as como práticas complementares e coadjuvantes nos tratamentos oficiais disponíveis na medicina moderna. Isso é o que ocorre com muito sucesso em países como a China, Índia, Malásia entre outros. Essa realidade será mais bem apresentada no capítulo seguinte, quando serão discutidas a inserção da fitoterapia nos serviços públicos de saúde e suas consequências.

A medicina tradicional pode ser inicialmente definida como uma medicina autêntica de determinado grupo étnico, como um corpo de conhecimentos que se forma ao longo de um enorme processo de entendimento do que é doença e de um imenso reconhecimento da natureza como fonte de recursos terapêuticos eficazes. A medicina tradicional normalmente não recebe absolutamente nenhuma influência de outras culturas, especialmente da cultura ocidental, e se estabelece como uma prática de uso de plantas medicinais em rituais de cura que visam a integrar o homem e a divindade ou sua espiritualidade.

Para a Organização Mundial de Saúde a "medicina tradicional se refere às práticas, abordagens e crenças que incorporam produtos de origem vegetal, animal e mineral, terapias espirituais, técnicas manuais e exercícios aplicados isoladamente ou em combinação e que visam tratar, diagnosticar e prevenir doenças ou manter o bem-estar". Segundo ainda a Organização Mundial de Saúde, a medicina tradicional poderia ser definida como "os conhecimentos, as habilidade e as práticas de cuidado de saúde, reconhecidas e aceitas por seu papel na manutenção da saúde e no tratamento das doenças, sendo uma medicina baseada nas teorias, crenças e experiências indígenas que passam de geração a geração".

Dessa forma, a medicina tradicional representa práticas médicas que existem nas sociedades humanas antes do surgimento da medicina moderna e esta, por sua vez, teve sua origem nessas práticas. A medicina tradicional envolve diferentes origens e uma base filosófica distinta daquela que originou a medicina moderna. Embora a medicina moderna seja praticada em quase todo o planeta, a medicina tradicional existe em todos os países com diferentes graus de importância dentro do sistema terapêutico. O interesse pela medicina tradicional tem-se ampliado muito nos últimos anos, visto que a população, dos mais variados países, está agora mais preparada para reconhecer essas práticas como uma boa abordagem para a manutenção da saúde.

No Brasil, a medicina tradicional dos diferentes grupos indígenas, especialmente do Norte do país, é o exemplo mais poderoso da eficácia e segurança desse tipo de medicina. Por centenas de anos, esses grupos sobreviveram e muitos deles ainda vivem sem acessar nenhum tipo de assistência médica ou serviços de saúde oficial. Utilizando-se do conhecimento e de sua interpretação dos eventos que ocorrem na natureza, extraem desta poderosos produtos usados em seus rituais de cura. Criaram assim uma fantástica farmacopeia natural baseada no poder medicinal das plantas brasileiras. Esse conhecimento, adquirido durante centenas de anos, foi passando de geração a geração, sendo sempre aceito espontaneamente pelos membros do grupo, mas sem o devido reconhecimento e respaldo por parte da comunidade científica.

Apesar de uma grande série de medicamentos quimicamente definidos, como a morfina, a pilocarpina, a emetina e centenas de outros produtos, ter a sua origem nos conhecimentos da medicina tradicional de diferentes países, inclusive na do Brasil, a medicina moderna ainda resiste muito em aceitar a sua utilização. Tais conhecimentos geram, no entanto, lucros enormes para as indústrias farmacêuticas, como importante e valiosa fonte de informações para o tratamento das mais variadas doenças.

A medicina tradicional, independentemente de ser reconhecida ou não pela medicina moderna e por seus praticantes, é uma forma de tratamento dentro de um determinado contexto social, ambiental e cultural de uso, aquele que reconhece a doença e, consequentemente, o seu tratamento, de acordo com a compreensão e interpretação que fazem da natureza e do seu funcionamento. Essa compreensão do mundo e do funcionamento da natureza é compartilhada pelas pessoas que fazem parte desse grupo, sendo essa interpretação comum e justamente um dos elos mais fortes que o caracterizam como uma comunidade coesa e integrada.

Essas comunidades, portanto, adotam diferentes formas de compreender as doenças e consequentemente de tratá-las da forma mais adequada. É óbvio que a interpretação que fazem das doenças diferirá muito da interpretação que a medicina moderna faz das mesmas doenças. Dessa forma, torna-se evidente também que os tratamentos serão diferentes dentro de cada um desses sistemas. Geralmente, nessas comunidades tradicionais, as doenças são classificadas de acordo com três diferentes etiologias ou causas: as doenças físicas, as doenças sociais e as sobrenaturais, cada qual necessitando de diferentes tipos de tratamento. No sistema da medicina tradicional, de acordo com a etiologia da doença, um tratamento diferente pode ser aplicado. Desses três tipos de doenças, duas delas, as doenças físicas e sociais, encontram correspondência na medicina moderna, na qual também são identificadas e tratadas com o uso dos mais variados medicamentos. Apenas as doenças de origem sobrenatural não encontrarão correspondência na medicina moderna e, portanto, nesse sistema, não serão identificadas e tampouco tratadas. Independentemente dos critérios de julgamento, o mais importante é a cura do indivíduo doente e a aceitação de que comunidades diferentes têm necessidades diferentes.

Um fato, ocorrido na Nigéria em 1995, pode ser um bom exemplo para mostrar a importante inter-relação entre a medicina moderna e a tradicional, voltada para a cura do paciente. Uma estudante de 18 anos da Universidade da Nigéria procurou o serviço médico da própria universidade relatando violentos espasmos em sua perna direita. Após o atendimento, o médico afirmou nunca ter visto espasmos tão intensos como aqueles. Considerando que aquele sintoma poderia ter origem tanto física como mental, o médico encaminhou a estudante para o setor de neurobiologia da universidade, onde nenhuma alteração física foi detectada e o fenômeno diagnosticado em termos psicológicos, como conversão histérica. Impossibilitado de sugerir qualquer tipo de tratamento pelo fato de não conhecer a etiologia da doença, o médico recomendou à mãe da estudante que procurasse um praticante da medicina tradicional, cujo sucesso foi imediato no tratamento. Ele alegou que apenas havia removido um inseto venenoso da perna direita, o que permitiu a recuperação completa dos sintomas da jovem em apenas alguns minutos.

Esse fato pode não encontrar nenhuma explicação científica que satisfaça os praticantes da medicina moderna, no entanto, o resultado final foi excelente e o tratamento alcançado.

É evidente que a medicina moderna não tem respostas para todas as questões, e tampouco a medicina tradicional, porém, para o indivíduo doente o que vale é o tratamento e a cura, e não a explicação que pode ser dada para um determinado evento. A preocupação com o resultado final do tratamento e não com a explicação de como a cura ocorre é a característica fundamental e essencial da medicina tradicional, que a diferencia da medicina moderna e oficial.

Dentre alguns exemplos de medicina tradicional, cujos resultados no tratamento das mais diferentes doenças se estabeleceram como práticas seguras e eficazes ao longo de centenas de anos, representando em alguns países o tratamento utilizado pela maioria da população, destacam-se: a Medicina Tradicional Chinesa, que além de representar um dos mais importantes sistemas de tratamento da China é, na atualidade, uma prática espalhada por todo o mundo, inclusive com inúmeros profissionais e usuários em nosso país; a Medicina Ayurvedica da Índia; a Medicina Unani do Sul Asiático e as diferentes medicinas indígenas espalhadas por todo o mundo, com um contingente enorme e variado no Brasil.

▮ Medicina popular

A medicina popular pode ser definida como práticas de tratamento e prevenção de doenças que se utilizam das informações e dos conhecimentos da medicina tradicional, que não são reconhecidas como um conhecimento espontâneo e autóctone de determinado grupo étnico definido, mas como um corpo de informações e práticas de saúde gerado de uma enorme mistura de informações, especialmente sobre as virtudes dos produtos naturais e inúmeros procedimentos de cura que foram se incorporando no conhecimento da população ao longo do tempo e que representam um conhecimento disseminado e impossível de ser reconhecido quanto a sua origem.

Diferente da medicina tradicional, a medicina popular recebe influências das mais variadas fontes e origens, inclusive da própria medicina oficial. Um exemplo comum dessa influência está na própria nomenclatura de muitas plantas medicinais que em razão de suas reputadas atividades terapêuticas recebem nome de medicamentos comerciais com a mesma finalidade. Alguns exemplos são as plantas medicinais chamadas de *anador*, *insulina*, *atroveran*, entre outras.

A população, de um modo geral, e os usuários das plantas medicinais, de forma mais específica, se apropriam dos conhecimentos da medicina tradicional, mas utilizam esses produtos sem o seu caráter mágico e ritualístico. É um tipo de conhecimento que se dissemina por toda a sociedade, especialmente nas camadas sociais e econômicas menos favorecidas, onde tais informações são muito mais valiosas. Normalmente, essas informações passam de geração a geração e, numa mesma geração, de pessoa para pessoa, disseminando-se também, na atualidade, através dos veículos de comunicação, como a televisão, o rádio e os jornais. Apesar de existirem na sociedade indivíduos como benzedeiras, mateiros e outros que praticamente podem ser reconhecidos como especialistas e grandes conhecedores das plantas medicinais, a medicina popular não é típica ou específica de um único grupo étnico, sendo uma prática disseminada por toda a população.

A medicina popular, assim como a medicina tradicional, não se enquadra dentro da medicina oficial e se caracteriza também segundo determinado contexto social, diferente daquele que caracteriza a medicina tradicional. A medicina popular se desenvolve com uma dinâmica própria e os conhecimentos sobre os produtos usados nesse sistema são constantemente modificados em virtude de influências das mais variadas culturas e de acordo com as próprias informações populares que vão incorporando novas plantas e excluindo outras à medida que, de forma empírica, vão sendo usadas e suas propriedades transmitidas informalmente através de uma tradição oral. Todo esse procedimento caracterizará um pensamento médico específico e popular que permite a identificação das doenças e suas respectivas alternativas de tratamento.

Sendo tipicamente uma mistura de informações da medicina tradicional com as mais variadas influências culturais, a medicina popular varia de região para região e dentro de uma mesma região de acordo com as características, padrões e valores de cada um dos grupos usuários. No entanto, uma característica comum é o uso dos recursos naturais como principal fonte de produtos para o alívio de sintomas, a prevenção e o tratamento das doenças. Deve-se considerar que, mesmo tendo um caráter diferente da medicina tradicional, na medicina popular a doença tem origem física e social, mas também pode ter uma origem sobrenatural. Desta forma, em alguns casos, o caráter ritualístico, especialmente das benzedeiras, mateiros e parteiras, é muito similar ao que ocorre no sistema da medicina tradicional dos grupos indígenas brasileiros.

No Brasil, a medicina popular abrange alguns aspectos tipicamente brasileiros, pois em nosso país grande parte dos conhecimentos das virtudes dos recursos naturais tem origem não apenas nos grupos que utilizam a medicina tradicional, como os nossos grupos indígenas, mas especialmente nos habitantes da zona rural e das comunidades que vivem dentro ou no entorno dos principais biomas brasileiros, mas que, dadas as suas características, não são definidos como grupos tradicionais. Alguns exemplos desses grupos são os caiçaras da região da Mata Atlântica, as comunidades ribeirinhas do Norte do país, os remanescentes quilombolas de todo o território nacional e vários outros. Cada um desses grupos desenvolve uma medicina própria, baseada no conhecimento adquirido sobre as doenças e na busca de produtos dentro do ambiente que os cerca, de modo que, de acordo com a região considerada, uma série diferente de produtos terapêuticos específicos é utilizada. Com a disseminação desses conhecimentos entre os grupos, cada um influencia a cultura do outro e vice-versa, e assim as informações circulam livremente e, de forma empírica, vão se incorporando à sociedade como um todo. O usuário pode usar ou não a planta, de acordo com a sua fonte de informação e de acordo com a disponibilidade da espécie em seu local de moradia.

Para os praticantes da medicina oficial, essa prática pode ser considerada precária e ainda mais perigosa e sem base científica que a medicina tradicional, mas é importante constar que ela não é desprovida de lógica, em hipótese alguma, e representa o resultado de milhares de experiências realizadas pelo homem em seu próprio corpo ao longo de sua evolução. Tal experiência levou nossa espécie a identificar inúmeras plantas medicinais, assim como inúmeras plantas tóxicas e letais, de forma que esse conhecimento não pode ser negado ou desconsiderado, especialmente em um país, como dito anteriormente, onde grande parte da população se utiliza dessas práticas de saúde como única alternativa de tratamento, já que não tem acesso à assistência médica e muito menos aos medicamentos oficiais do mercado.

Na medicina popular, importa ainda dizer, não existe uma separação rigorosa entre médico e paciente, e os conhecimentos utilizados pelos diferentes praticantes são também de domínio público, diferente do que ocorre na medicina oficial e na medicina tradicional, em que esse conhecimento está restrito aos profissionais de saúde e ao sistema farmacêutico vigente ou, no segundo caso, aos especialistas de medicina tradicional como os pajés, xamãs, curandeiros e outros. Mesmo não havendo uma divisão entre médico e paciente, existem na medicina popular alguns praticantes, ou seja, indivíduos que acumularam ricos conhecimentos no tratamento das mais diversificadas doenças. Dependendo da região, esses praticantes recebem diferentes denominações, mas, de modo geral, os mais conhecidos são os mateiros, os rezadores e benzedeiras, as parteiras e os raizeiros. Apesar de alguns praticantes deterem grande parte dos conhecimentos, estes estão disponíveis a todos os usuários que, mesmo sem exercer nenhuma atividade especializada que os caracterize como praticantes da medicina popular, invariavelmente também prescrevem os produtos medicinais que conhecem a seus parentes e amigos, compartilhando e perpetuando as informações sobre os produtos e sobre essa prática popular de saúde.

Fitoterapia e os fitoterápicos

Esta discussão pode ser iniciada com a seguinte pergunta: o que é a fitoterapia e qual sua relação com a medicina oficial, a medicina tradicional e a medicina popular? Que tipo de medicina é praticada quando se adota a fitoterapia?

A fitoterapia é a terapia baseada no uso de fitoterápicos, e o fitoterápico é um medicamento usado dentro do sistema alopático, ou seja, não possui nenhuma relação com os princípios que regem a homeopatia. Assim sendo, a fitoterapia como especialidade médica é uma prática que se utiliza de fitoterápicos como produtos terapêuticos de origem vegetal, devidamente avaliados quanto a sua eficácia e segurança de uso, além de reunir em suas características o controle de qualidade. É muito importante que se diferenciem a prescrição de fitoterápicos e a prescrição de plantas medicinais.

Assim sendo, a fitoterapia não é a medicina oficial, pois os produtos terapêuticos utilizados nesse sistema não incluem o arsenal químico-farmacêutico disponível no mercado que se caracteriza por substâncias quimicamente definidas e avaliadas. Da mesma forma, a fitoterapia não é uma medicina tradicional ou uma medicina popular, pois não preconiza o uso de plantas medicinais como ocorre nesses dois sistemas que historicamente se estabeleceram como excelentes práticas de saúde. A fitoterapia preconiza o uso de medicamentos preparados a partir de plantas medicinais e com origem nos conhecimentos da medicina tradicional e popular, avaliados quanto a sua eficácia, segurança de uso e controle de qualidade.

Um médico ou qualquer profissional de saúde, ao prescrever o chá de uma espécie medicinal para o tratamento de uma doença ou alívio de um sintoma, deve reconhecer que não está praticando a fitoterapia, mas utilizando-se e valorando uma prática consagrada na medicina tradicional ou uma prática popular de saúde. Deve-se aqui ter o cuidado de novamente não julgar ou comparar esses diferentes sistemas, pois todos são eficientes dentro do seu contexto.

A fitoterapia se diferencia da medicina tradicional e popular porque seus medicamentos precisam ser devidamente preparados e prescritos em obediência a determinada legislação de controle. A caracterização da fitoterapia ocorre quando se estabelece a prescrição de medicamentos avaliados dentro da legislação de cada país, que diferem muito entre si.

Em alguns países, essa legislação é mais branda e reconhece os usos tradicionais e consagrados de determinadas espécies vegetais de uso milenar ou centenário, permitindo que estas façam parte de sua farmacopeia e sejam assim autorizadas para consumo e comercialização dentro de uma normativa clara de controle de qualidade. Em outros países, como no Brasil, a legislação é mais exigente e todos os estudos necessários para a liberação de uma substância química conhecida e estudada como fármaco são os mesmos exigidos para que um fitoterápico possa ser comercializado e utilizado no país. No Brasil, essas exigências ainda não diferenciam as plantas de uso tradicional e consagrado daquelas medicinais, com pequena tradição de uso.

Diante de todas essas constatações, é importante diferenciar outros conceitos importantes referentes ao uso das espécies vegetais na produção de medicamentos, especificamente definindo os tipos que podem ser produzidos a partir dessas espécies, atualmente também denominados *fitomedicamentos*.

Os medicamentos de origem vegetal podem ser de duas naturezas distintas, os fitofármacos e os fitoterápicos. Ambos exercem seus efeitos benéficos no organismo por possuírem em sua constituição uma ou mais substâncias de uma espécie vegetal. A forma final em que ambos se apresentam é que os diferencia entre si.

Os farmacoterápicos são medicamentos com substância química definida, conhecida e estudada em suas características químicas, atividade farmacológica, efeitos colaterais, tóxicos e adversos, registrados nas farmacopeias de cada país e que reúnem as informações necessárias para prescrição e uso seguros e eficazes. Representam, na verdade, todo o arsenal farmacêutico disponível no mercado que reúne essas características. São reconhecidos geralmente como os medicamentos oficiais, já discutidos detalhadamente em capítulo anterior.

Parte desses medicamentos, por incluir em sua constituição substâncias químicas de origem vegetal, é, na atualidade, classificada também como fitofármacos, ou seja, medicamentos quimicamente definidos cujo ativo principal é uma substância originalmente isolada de uma espécie vegetal. Um exemplo de fitofármaco é a morfina, usada para o alívio de dores profundas, como as que ocorrem em vários tipos de tumores.

Os fitoterápicos também são classificados como medicamentos, ou seja, possuem eficácia e segurança de uso determinadas, assim como controle de qualidade padronizado. No entanto, os fitoterápicos são preparações vegetais padronizadas que consistem de uma mistura complexa de uma ou mais substâncias contidas na planta, sendo que, de modo geral, os princípios ativos responsáveis por sua ação farmacológica são desconhecidos. Assim sendo, combinações de substâncias conhecidas, mesmo de origem vegetal, não podem ser consideradas como preparações fitoterápicas, pois na verdade tratam-se de fitofármacos. Da mesma forma, alguns dos medicamentos homeopáticos que são preparados com plantas medicinais não são considerados fitoterápicos. A característica fundamental dos fitoterápicos que os diferencia dos fitofármacos é que os princípios ativos são desconhecidos na maioria das vezes, envolvendo espécies vegetais ativas normalmente usadas na medicina popular ou tradicional e que, de modo geral, produzem efeitos colaterais e tóxicos muito menores do que aqueles produzidos por substâncias isoladas ou por compostos químicos de origem sintética.

Definitivamente, quando se discute a incorporação da fitoterapia como prática médica complementar e integrativa e como uma abordagem de tratamento e prevenção das doenças, está-se falando da incorporação de uma medicina controlada, cujos produtos são devidamente estudados e, portanto, de eficácia e segurança determinadas e de controles de produção e de qualidade padronizados.

4

Fitoterapia como medicina complementar e integrativa

Em meados da década de 1980, encontrei com o Sr. Aristides no corredor da triagem do Hospital das Clínicas do município de Botucatu, interior do estado de São Paulo. Estava realizando uma pequena pesquisa com os usuários dos serviços de saúde públicos do município para determinar as principais doenças diagnosticadas e os medicamentos mais prescritos para o tratamento dessas doenças. Encontrei este senhor de 56 anos de idade saindo do consultório e jogando no lixo as duas receitas médicas que acabara de receber do médico. Curioso com o ocorrido, abordei o Sr. Aristides:

— O que o senhor veio fazer aqui no hospital?

— Vim para ver se o doutor descobre o que eu tenho.

— E conseguiu descobrir?

— Sim, depois de um vai e volta danado, muita espera, já é a quarta vez que venho aqui, descobriram que estou com o que eu achava que tinha: uma diabetes das boas. Mas tudo bem, agora eu vou ver a Dona Eugênia, uma benzedeira de minha cidade, e pronto, ela me dá umas ervas para tomar todo dia e acabou-se a preocupação.

— Não seria melhor o senhor tomar estes medicamentos que o médico receitou?

— Sei não se seria melhor, eu prefiro as plantas, mas em todos os casos, mesmo se fosse melhor, não tenho como gastar esta dinheirama toda.

Essa pequena conversa revela um dos resultados curiosos da pesquisa, já que uma importante porcentagem dos pacientes (54%) buscava o atendimento hospitalar única e exclusivamente para obter o diagnóstico de sua doença, enquanto 62% informavam que não pretendiam comprar ou usar o medicamento prescrito.

É possível retirar uma série de importantes informações desse quadro. Independentemente dos dados numéricos, é fácil constatar que existe uma grande disposição da população brasileira para utilizar produtos medicinais de origem vegetal. Essa disposição reúne uma série de motivos que não nos interessa discutir neste momento; no entanto, ela é um reflexo do que ocorre em todo o planeta, como constatado pela Organização Mundial de Saúde ao revelar que aproximadamente 80% da população usa e confia nos produtos medicinais de origem vegetal.

Outra questão importantíssima é o acesso aos medicamentos no Brasil. Assim como em muitos outros países em desenvolvimento, o acesso aos medicamentos oficiais em nosso país é limitado por questões econômicas, o que leva o paciente a buscar o tratamento de sua doença e o alívio de seus sintomas em procedimentos mais baratos ou gratuitos, como é o caso da utilização de plantas medicinais retiradas diretamente da natureza.

Essa situação é o reflexo do que ocorre no Brasil como um todo e de forma mais grave em algumas localidades, onde o acesso à assistência médica é pequeno ou mesmo inexistente. Nessas localidades, as plantas medicinais geralmente representam a única possibilidade terapêutica acessível, e o diagnóstico depende também do sistema de medicina popular ou tradicional. Não há dúvida de que, se a mesma pesquisa fosse feita hoje, o resultado seria parecido, exceto naqueles casos em que o medicamento prescrito é fornecido gratuitamente pelo serviço público.

coleção saúde e cidadania | plantas medicinais – verdades e mentiras

Isso leva de imediato a indagar se o tipo de assistência médica disponível no país é adequado às características e ao perfil da população brasileira. De que vale um excelente serviço de diagnóstico e um maravilhoso arsenal farmacêutico disponível, se grande parte dos pacientes não pode usufruir desses benefícios? Será que já não é passado o momento, ou seja, será que não há um atraso na adequação do sistema médico em relação às necessidades da população brasileira?

Quando um panorama como o descrito é analisado, no qual há um grande interesse da população pelas práticas médicas não convencionais, complementares ou integrativas, especialmente aquelas que se utilizam dos recursos vegetais como fonte de produtos terapêuticos, parece bastante óbvio que o sistema de saúde absorva esse interesse e contemple em seus serviços os procedimentos necessários para atender à demanda da população. Mas, novamente, outras questões básicas surgem: esse interesse pelas terapias complementares, em especial, pela fitoterapia, também ocorre na classe dos profissionais de saúde? E esses profissionais possuem condições e conhecimentos necessários para atender a essa demanda? Parece que a resposta para essas duas perguntas é negativa, no entanto, o panorama tem se modificado rapidamente.

Nos últimos anos, tanto a homeopatia como a acupuntura, como práticas médicas, se ampliaram de forma incontestável, sendo, em muitos casos, a escolha prioritária de tratamento de um grande número de pacientes. Assim como essas práticas foram incorporadas aos poucos no sistema oficial de saúde, também espera-se que a fitoterapia possa em curto espaço de tempo obter o respaldo necessário para se estabelecer como terapia complementar nos serviços públicos de saúde. Entretanto, o caminho não parece tão simples como o desejado, e discutir os principais obstáculos talvez seja a melhor forma de incentivar o debate da questão por todos os profissionais da área de saúde e por aqueles que são os responsáveis pela implantação das políticas de saúde pública do país, desde sua esfera mais regional, as secretarias municipais de saúde, até o poder central.

O interesse pela fitoterapia tem aumentado muito em países como China, Índia, Malásia e outros, e também, de forma incontestável, em países desenvolvidos, especialmente na Europa. Esse crescimento foi acompanhado paralelamente tanto pela indústria farmacêutica como pelos profissionais de saúde, com o fim de atender ao interesse dos usuários por essa prática médica. A satisfação dessa demanda só tem sido possível graças ao reconhecimento, por um lado, do valor econômico desses produtos para a indústria farmacêutica e, por outro, do valor terapêutico desses produtos pelos profissionais de saúde. É evidente que os profissionais de saúde desses países precisaram adequar seus conhecimentos para se estabelecer dentro dessa nova demanda. Nesse sentido, é imperativo que no Brasil as condições necessárias sejam criadas para que o processo se estabeleça de forma criteriosa.

Essa mudança só ocorrerá quando os nossos profissionais entenderem o aumento da demanda pelas práticas complementares e integrativas de saúde e a necessidade de atendê-la. Em países como os Estados Unidos, a Alemanha, a Inglaterra, a Austrália e a França, entre outros, pesquisas foram feitas mostrando claramente que, em média, 80% dos estudantes de medicina e médico-residentes têm interesse pelo aprendizado dos fundamentos das práticas médicas complementares, especialmente de fitoterapia, pois consideram-nas eficazes e uma importante ferramenta terapêutica a ser utilizada. No Brasil, não há dados gerais disponíveis, no entanto, dados de uma pesquisa recente realizada com estudantes de medicina mostraram que 86% dos alunos consideraram importante a inclusão de disciplinas de acupuntura, fitoterapia e homeopatia nos currículos médicos, ao menos como disciplinas optativas; 76% assumiram que possuem pouco ou nenhum conhecimento sobre o assunto; e 67% relataram que acreditam na eficácia dessas terapias. Esses dados são muito importantes, pois a associação do interesse da população por essas práticas médicas com o interesse dos profissionais de saúde em conhecer os fundamentos gerais dessas terapias leva a uma discussão da adequação dos currículos dos profissionais de saúde, especialmente dos cursos de medicina, farmácia e bioquímica, enfermagem e outros, para atender a esse interesse.

Panorama atual do uso de plantas medicinais

A fitoterapia como uma abordagem de tratamento e prevenção de doenças deve aqui ser discutida em detalhes, visto que o Governo Federal criou em 2006 a *Política Nacional de Plantas Medicinais e Fitoterapia,* que preconiza, em linhas gerais, a implantação de políticas públicas de saúde baseadas na prescrição e no uso de plantas medicinais e de fitoterápicos dentro do sistema de saúde do país. Independentemente da opinião que cada usuário ou profissional de saúde tenha sobre o tema, essa política será uma realidade com a qual todos serão defrontados e, dessa forma, toda a discussão e conceituação aqui apresentada torna-se muito importante no reconhecimento do papel de cada um dos indivíduos envolvidos nessas práticas, sejam eles usuários, pacientes, profissionais de saúde, médicos, enfermeiros, farmacêuticos, nutricionistas, agentes de saúde e todas as pessoas que precisarão compreender o universo envolvido nesse tema, para que, com o conhecimento devido, possam incorporar de forma correta a fitoterapia como terapia complementar à medicina oficial.

Como mencionado, a fitoterapia tem sido recentemente classificada como medicina complementar ou medicina não convencional para ser diferenciada da medicina oficial empregada na maioria dos países ocidentais. Alguns estudiosos do tema já têm proposto o uso da fitoterapia como uma terapia integrativa e não apenas complementar à medicina oficial. Em alguns países, como o Brasil, a fitoterapia foi classificada como medicina alternativa, no entanto, essa terminologia não se aplica, já que ela não é uma alternativa que exclui o uso da medicina oficial, mas uma possibilidade de tratamento em complementação ao sistema terapêutico vigente. É bem provável que essa terminologia tenha colaborado muito com a criação de conceitos preestabelecidos contra a fitoterapia.

Por outro lado, em muitos países da Europa, África, Américas e Ásia, onde a medicina tradicional é oficialmente reconhecida, o termo *medicina complementar* também pode incluir as práticas da medicina tradicional e popular além da fitoterapia. Salienta-se, no entanto, que na medicina complementar de alguns países estão incluídos outros procedimentos terapêuticos, como a acupuntura, o uso de dietas preventivas e curativas de doenças e inúmeras práticas tradicionais de saúde. Será discutida aqui apenas a questão específica da prática terapêutica que envolve o uso de plantas medicinais ou de produtos elaborados a partir delas.

Dados de 2005 mostram que a indústria farmacêutica mundial fatura 590 bilhões de dólares anualmente, sendo o setor com o maior volume de investimento em pesquisa e desenvolvimento, que anualmente é da ordem de 36 bilhões de dólares. Esses investimentos são superiores àqueles aplicados pelas indústrias aeroespacial, elétrica e eletrônica e de informática, demonstrando a importância que o setor farmacêutico possui no mundo atual. No ano de 2001, o mercado de produtos derivados de plantas medicinais e de outras espécies vegetais já era de aproximadamente 65 bilhões de dólares, sendo na atualidade de aproximadamente 100-120 bilhões de dólares anuais, o que representa uma grande parte do faturamento das indústrias farmacêuticas.

O Brasil ocupa uma posição de destaque no mercado mundial de medicamentos, onde o faturamento foi estimado em cerca de 7 bilhões de dólares em 2001, valor que colocava o país entre os dez maiores mercados mundiais. No entanto, ressalta-se que o quadro é grave no Brasil, visto que mais de 60% da população brasileira, por falta de recursos, ainda não tem acesso aos medicamentos essenciais necessários ao tratamento de sua saúde.

Na atualidade, o panorama se modificou imensamente em razão da maior disponibilidade de produtos derivados de plantas medicinais no mercado. Além dos usuários clássicos de plantas medicinais, novos consumidores desses produtos foram se incorporando ao sistema, especificamente por decisão própria de usar o que consideram uma terapia eficaz e mais branda do que o uso de compostos sintéticos. Diante dessas modificações, o mercado tem se alterado dramaticamente e pode-se considerar que o consumo desses produtos tende a aumentar na maioria dos países.

Em alguns países como a China, o mercado de produtos com base em plantas medicinais representa 31% do total, índice similar ao de outros países, como Malásia, Índia e Filipinas. Na China, dados mostram ainda que 60% de sua enorme população busca tratamento junto aos praticantes da medicina tradicional.

Em países desenvolvidos, o uso desses produtos tem aumentado de forma surpreendente também. No Reino Unido, o consumo de produtos derivados de plantas medicinais aumentou 42% no período de 1992 a 1996. Nos Estados Unidos, o mercado de plantas medicinais movimentou quase 4 bilhões de dólares apenas no ano de 1998. Na Austrália, 49% da população usa pelo menos um produto à base de plantas medicinais. No Japão, a venda de fitoterápicos já atinge quase 2 bilhões de dólares anuais. Na Europa, estima-se que o mercado de fitoterápicos atinja cerca de 30% do mercado mundial, sendo a Alemanha responsável por metade desse consumo. No Brasil, apesar de não existirem dados conclusivos, há o indicativo do próprio setor de que o número de produtos farmacêuticos de origem vegetal aqui comercializados é expressivo.

O aumento do uso de medicamentos baseados em plantas medicinais pela população tem refletido, em muitos países, no aumento do interesse dos médicos e de outros profissionais de saúde, além de professores e pesquisadores da área. Esse interesse tem permitido uma intensa inclusão das práticas tradicionais e populares de saúde, especialmente de seus produtos dentro da prática diária da medicina oficial. Países europeus, como a Alemanha, a Itália, a França e o Reino Unido, já possuem legislação específica para o tema, assim como uma série enorme de derivados de espécies medicinais legalizadas para prescrição, comercialização e consumo. Em muitos outros países, os medicamentos de origem vegetal consagrados pela medicina tradicional e popular estão sendo incorporados na atenção primária de saúde.

Com todo esse panorama, fica evidente que o uso das plantas medicinais como medicamento é uma realidade mundial, de modo que, ao salientar a importância deste tema para o Brasil, este trabalho tem por base a constatação irrefutável de que o caminho da fitoterapia no Brasil será irreversível, que já começou por inúmeras iniciativas municipais e estaduais muito bem-sucedidas. Dessa forma, é preciso assumir o surgimento de um novo paradigma na medicina moderna, que irá se basear na integração das diferentes práticas de saúde disponíveis. Este é o caminho plausível e real, se há uma preocupação verdadeira com a qualidade dos serviços de saúde que podem ser oferecidos para a população, garantindo maior acesso aos medicamentos e melhoria da qualidade de vida.

Um estudo recente destaca com imensa propriedade as diversas razões que propiciaram o rápido crescimento do mercado internacional e o interesse da população pelos fitoterápicos, das quais merecem destaque: a preferência geral dos consumidores por terapias naturais; a preocupação dos consumidores em relação aos efeitos colaterais frequentemente observados pelo consumo dos medicamentos sintéticos; a tendência da população em acreditar que os fitoterápicos podem ser eficazes nos tratamentos de doenças sobre as quais os medicamentos sintéticos têm falhado; a tendência à automedicação; a preferência da população pelos tratamentos preventivos, especialmente contra doenças degenerativas e doenças crônicas; a existência de estudos científicos que comprovam a eficácia e segurança de alguns fitoterápicos e, finalmente, os menores custos para o consumidor dos fitoterápicos.

▨ A prática da fitoterapia

Um programa de fitoterapia, independentemente do seu caráter municipal, estadual ou nacional, se baseia no uso de produtos fitoterápicos com eficácia e segurança devidamente avaliadas, assim como num controle de qualidade adequado que garante as características essenciais do produto, permitindo o alcance dos efeitos benéficos à saúde sem o risco de efeitos colaterais graves ou tóxicos. Desse modo, a fitoterapia não é e não pode ser apenas a prescrição de chás e preparados tradicionais de espécies vegetais de valor medicinal, mas o uso de produtos derivados de plantas, inclusive de extratos vegetais estudados quanto a seus efeitos farmacológicos e toxicológicos, obedecendo à legislação pertinente do país, para que os mesmos possam ser prescritos com segurança pelo profissional de saúde e usados também sem riscos pelo paciente.

Daí a necessidade de a fitoterapia ser vista como o oferecimento de uma assistência médico-farmacêutica usando fitoterápicos estudados com base científica, seja em localidades carentes de atendimento primário à saúde, como uma terapia disponível e de fácil acesso, seja nas regiões mais industrializadas, como uma terapia complementar ou opcional à medicina moderna ou oficial.

A fitoterapia, portanto, pode ser exercida e implantada em dois diferentes universos: fitoterapia como opção terapêutica nos consultórios e fitoterapia vinculada a programas oficiais nos serviços públicos de saúde. Esses dois universos precisam ser devidamente reconhecidos, sobretudo em relação às suas características e aos seus principais problemas.

coleção saúde e cidadania | plantas medicinais – verdades e mentiras

■ A fitoterapia nos consultórios

O primeiro universo da fitoterapia é aquele em que o profissional de saúde, geralmente o médico, opta por usar e prescrever fitoterápicos para seus pacientes, desvinculado de qualquer programa oficial de fitoterapia. Por interesse particular e por considerar essa prática eficiente, muitos médicos, em seus consultórios particulares ou públicos, utilizam essa terapia de forma adequada, obtendo bons resultados e atendendo à demanda dos usuários que se interessam por essa prática médica. Esse universo da fitoterapia é restrito aos pacientes que podem arcar com os custos da consulta e da aquisição dos medicamentos, ou seja, uma pequena parcela da população. O profissional de saúde normalmente prescreve preparados de espécies vegetais com reconhecido valor terapêutico, com base em seus conhecimentos adquiridos geralmente por esforços próprios, já que o ensino de fitoterapia ainda não existe nos currículos de graduação.

Dois exemplos de atendimento são comuns dentro desse universo:

> Primeiro caso: o Sr. Agnaldo chega ao consultório relatando desconforto gástrico e dores abdominais, informa ainda que é fumante e usuário moderado de bebidas alcoólicas. Possui um estilo de vida bastante estressante, trabalhando oito horas diárias

em um serviço de alto risco e ainda consome de duas a três horas por dia no trânsito de uma grande cidade brasileira. Pela descrição do Sr. Agnaldo, suspeita-se de imediato que seja um caso de gastrite ou mesmo de úlcera moderada. Além da mudança de hábito, reduzindo o consumo de bebidas alcoólicas e do fumo, observando uma alimentação adequada, existem duas opções terapêuticas: o uso de fármacos antiúlcera disponíveis no mercado, como omeprazol e cimetidina, associados a um ou dois antibióticos para o controle da bactéria *Helicobacter pylori* e, a segunda opção, o uso de uma planta medicinal. A primeira opção resolverá o problema num tratamento de quinze dias, mas com um alto custo, tanto financeiro, já que envolve a aquisição de quatro diferentes fármacos, como para a saúde, pois os produtos prescritos causam efeitos colaterais importantes. Na segunda opção, dependendo da escolha correta da espécie vegetal, o problema pode ser resolvido entre quinze e trinta dias de tratamento, com pequena ou nenhuma possibilidade de efeitos colaterais e tóxicos. Ambos, médico e o Sr. Agnaldo, consideram a segunda opção a mais adequada e menos onerosa. O Sr. Agnaldo, portanto, sai do consultório com a prescrição de consumir durante vinte dias, duas vezes ao dia, um chá preparado com folhas de espinheira-santa, planta brasileira cujos efeitos antiulcerogênicos são potentes e devidamente estudados, inclusive sendo uma de nossas espécies vegetais mais conhecidas em seus aspectos químicos, farmacológicos e toxicológicos.

Segundo caso: Dona Silvia chega ao posto de saúde com seu filho, Felipe, de nove anos de idade. Relata que ele tem apresentado episódios de diarreia e dores abdominais, que estão se tornando mais intensos a cada dia. Felipe está apático e diz que o apetite diminuiu e que tem se alimentado muito pouco. Dona Silvia informa ainda que eles vivem na periferia de uma pequena cidade, que sua casa fica ao lado de um rio, sem serviço de saneamento básico e próxima de um grande depósito de lixo, onde geralmente as crianças, inclusive Felipe, se divertem jogando futebol ou mesmo coletando material para reciclagem. A suspeita é de que Felipe esteja com uma alta carga parasitária, com forte suspeita de amebíase. Também neste caso duas possibilidades terapêuticas estão disponíveis. A primeira, o uso de fármacos antiprotozoários, especialmente o metronidazol e a diloxanida e, a outra opção, o uso de uma planta medicinal. Por questão de falta de recursos financeiros e pela potencialidade de cura e tratamento com plantas medicinais, optou-se pela segunda alternativa. Dona Silvia sai do consultório com a prescrição para o filho consumir duas vezes ao dia um chá preparado com folhas de hortelã até redução dos sintomas, mas no máximo durante trinta dias, quando deverá retornar ao consultório.

A análise detalhada dessas duas situações fornece informações importantes para que tanto usuários como profissionais de saúde reconheçam outras características e fatores envolvidos na fitoterapia.

▎ O que estou tomando é o que o médico me prescreveu?

O primeiro aspecto a ser discutido é o seguinte: o que está sendo prescrito nas duas situações é efetivamente conhecido pelo profissional de saúde e pelos pacientes? A princípio, a resposta é provavelmente positiva, no caso do médico. Por outro lado, de posse dessa prescrição, onde o paciente irá encontrar o produto indicado? No caso da hortelã, parece claro que a obtenção será fácil e o problema resolvido. Mas, na prática, esta situação não é tão simples.

Ao indicar espinheira-santa ou hortelã para o paciente, o médico está prescrevendo um produto de origem vegetal, partindo de uma nomenclatura popular de identificação das espécies vegetais. É necessário saber que os nomes das plantas diferem de região para região e isso pode significar que diferentes espécies vegetais podem ter o mesmo nome. Desse modo, por se tratar de diferentes espécies, não há absolutamente nenhuma certeza de que o que foi prescrito seja efetivamente aquilo que será consumido pelo paciente.

Em relação ao primeiro caso, a espinheira-santa é uma espécie vegetal típica da Mata Atlântica, com ocorrência quase restrita nas áreas de mata com cobertura original. Portanto, não é uma espécie de fácil acesso para o consumidor, especialmente para quem vive em um grande centro urbano. Ou seja, essa espécie será adquirida no mercado, geralmente em farmácias de manipulação ou em casas de produtos naturais. Em razão da baixa ocorrência da espécie e de sua intensa exploração, 100 g de pó seco da planta chegam a ter um custo maior do que a própria cimetidina, um dos fármacos usados no tratamento da úlcera. Para o Sr. Agnaldo, que trabalha e tem recursos financeiros disponíveis, isso não será problema. No entanto, poderá sê-lo para outros pacientes.

Dessa forma, parece que o problema foi resolvido, ao menos para o Sr. Agnaldo, o que pode não ser verdadeiro para usuários economicamente menos favorecidos. A espinheira-santa, assim como todas as espécies vegetais, possui um nome científico que é universal, reconhecido por toda a comunidade científica da área. Na ciência, a espinheira-santa deixa de ser chamada de espinheira-santa e é reconhecida como *Maytenus ilicifolia*. Quando esse nome é usado, sabe-se exatamente de qual espécie vegetal está se tratando, não há como errar. Por outro lado, quando o termo *espinheira-santa* é usado, pode-se estar falando da espinheira-santa verdadeira, a *Maytenus ilicifolia*, e de outras espécies, como a *Maytenus aquifolium*, que é uma espécie irmã da primeira, mas também da *Sorocea bomblandii* e da *Zollernia ilicifolia*, duas espécies que pertencem a famílias de plantas completamente diferentes da espécie verdadeira, a *Maytenus ilicifolia* que é a espinheira-santa estudada e com atividade antiúlcera comprovada. Quando o Sr. Agnaldo chegar a uma farmácia de manipulação e comprar espinheira--santa, qual será a sua garantia de estar comprando a espinheira-santa verdadeira, aquela que é ativa e que foi devidamente estudada? A resposta é que não há absolutamente nenhuma certeza ou segurança do que está sendo adquirido e o Sr. Agnaldo poderá passar vinte dias tomando duas vezes ao dia o chá de uma planta completamente ineficaz ou, o que será mais grave, poderá consumir neste período uma planta como a *Zollernia ilicifolia*, tem possui efeitos tóxicos importantes, ou qualquer outra espécie que pode ser confundida com a verdadeira.

No segundo caso, pode-se pensar que como a hortelã é uma planta extremamente comum, de fácil cultivo e conhecida por grande parte da população, não haverá esse tipo de problema. Mais uma vez isso é um grande engano, pois existe mais de uma dúzia de diferentes espécies vegetais conhecidas com o nome de *hortelã*. Dona Silvia, em virtude de suas condições socioeconômicas, com certeza, terá como obter facilmente a planta, até mesmo em seu próprio quintal ou com algum vizinho. No entanto, também neste caso, não há garantia nenhuma de que ela consumirá exatamente a espécie cujos efeitos amebicidas já foram comprovados, e seu filho Felipe poderá passar um longo tempo tomando o chá de uma planta completamente ineficaz para tratar da sua doença.

Os dois casos ilustram claramente o grande problema de se prescrever plantas sem o conhecimento devido. Tanto médico como paciente ficam sem garantias de um efeito terapêutico satisfatório, podendo concluir ambos que o uso de plantas medicinais não tem fundamento, já que essas experiências não funcionaram. Ou, ainda, o que pode ser mais grave: a planta prescrita, além de não funcionar, causa efeitos colaterais importantes ou mesmo efeitos tóxicos graves.

Vale dizer ainda que o médico, ao prescrever o chá de hortelã, não estará prescrevendo um fitoterápico, conforme a definição feita aqui, mas indicando o uso de uma planta medicinal dentro de um contexto da medicina popular. Neste caso, deverá assumir o ônus de tal prática por fazê-la sem os devidos conhecimentos. Ao assumir e incluir essa prática popular em sua prática médica cotidiana, o médico deve reconhecer todos esses aspectos aqui comentados, pois, sendo um profissional da área, poderá ser responsabilizado pelos problemas decorrentes de sua prática. Como comentado anteriormente, essa problemática não existe quando as plantas são usadas dentro do sistema da medicina popular. Neste caso, os riscos são menores, pois, ao se tratar da medicina específica de cada região, a possibilidade de uso errado de espécies é muito pequena e, em muitos casos, inexistente.

▌ O que estou tomando vai funcionar?

Como foi discutido, a garantia de efeito terapêutico de uma planta medicinal está na presença de determinadas substâncias ativas em sua composição, chamadas de *princípios ativos*. E aqui surge a seguinte questão: quais são as garantias de que a composição química da planta é adequada para assegurar o efeito terapêutico desejado?, supondo-se aqui o consumo exato da planta prescrita. Essa garantia só irá existir quando a espécie medicinal prescrita for obtida de fonte parecida com aquela de onde a espécie vegetal foi coletada para ser estudada e tiver seus efeitos terapêuticos determinados ou quando as características do local de coleta e forma de obtenção da espécie já forem conhecidas, não interferirem na composição química da espécie vegetal e, consequentemente, nos seus efeitos benéficos para a saúde.

No primeiro caso mencionado acima, a espinheira-santa, como foi dito, ocorre na Mata Atlântica brasileira, geralmente crescendo no sub-bosque, ou seja, em área sombreada e com grande umidade. Se a espécie produz princípios ativos dependentes dessas características ambientais, é provável que, em áreas de cultivo a pleno sol e com baixa umidade, tais princípios ativos sejam produzidos em menor escala ou até mesmo inexistam. Dessa forma, a consequência imediata é que, embora o consumo seja o da planta correta, pode-se estar consumindo um produto sem as substâncias que garantem a sua eficácia como antiúlcera. Por outro lado, inúmeras plantas, como a própria hortelã, dadas suas características ecológicas, podem ser obtidas em diferentes ambientes e não ter afetadas as suas composições químicas.

Portanto, reconhecer as espécies vegetais cuja composição química pode ser influenciada pelas condições ambientais é fundamental para a boa prática de prescrição de plantas medicinais. Nos sistemas de medicina popular e medicina tradicional, discutidos anteriormente, esses cuidados geralmente são tomados, pois as indicações de plantas medicinais na prática popular e tradicional normalmente trazem as informações adequadas de coleta, como, por exemplo: a planta deve ser coletada logo pela manhã, nunca ao meio-dia e em pleno sol, deve ser obtida de local sombreado, e outros dados que geralmente indicam a qualidade do material a ser usado na preparação do medicamento tradicional.

Esse segundo aspecto permite ainda outra constatação que indica que as espécies vegetais, quando usadas como planta medicinal ou fitoterápico, devem ter ocorrência na região em que estão sendo usadas, pois as possibilidades de sucesso terapêutico, nesses casos, tornam-se maiores. Isso é importante, pois garante fácil acesso à espécie vegetal em um local onde os fatores ambientais permitem a adequada produção de seus princípios ativos. De outra forma, como um usuário da região Sudeste pode ter acesso a uma espécie medicinal amazônica e qual é a sua garantia de que essa espécie, cultivada na região Sudeste, produza os mesmos efeitos terapêuticos avaliados quando de sua coleta em seu local de origem? Mais uma vez, essa garantia não existe.

O que estou tomando é o que funciona?

Se os problemas acima são resolvidos, a problemática continua, pois não há garantia de eficácia daquilo que se consome como medicamento de origem vegetal. Por exemplo:

O Sr. Agnaldo depois de se tratar com a espinheira-santa durante vinte dias, exatamente como prescrito pelo médico, continua com os mesmo sintomas, com um pequeno alívio, pois havia regulado bem sua alimentação, reduzido o consumo de álcool e de cigarros. No entanto, o problema continua, já que a espinheira-santa que ele comprou em uma farmácia de manipulação não era a verdadeira e, dessa forma, ele não obteve sucesso em sua cura. Insiste que quer continuar a se tratar com plantas medicinais e, depois da consulta, sai do consultório com a prescrição de duas xícaras de chá de folhas de taiuiá durante mais vinte dias. O Sr. Agnaldo, antes de voltar para casa, passa na farmácia de manipulação em busca da taiuiá. Encontra facilmente um preparado seco de raízes da planta. Pergunta se o estabelecimento não tem disponível as folhas de taiuiá e o responsável lhe diz que não, pois para esta espécie só as raízes são comercializadas. Leva as raízes mesmo, e pensa que, afinal, é a mesma planta e desta vez irá funcionar.

Analisemos esta outra situação. Existem duas espécies de taiuiá no mercado, a *Cayaponia tayuya* e a *Wilbrandia ebracteata*. Ambas conhecidas popularmente pelo mesmo nome, pertencem à mesma família botânica e têm as raízes como produto comercial. A segunda espécie, *Wilbrandia ebracteata* é a mais encontrada comercialmente e também a mais estudada no que concerne a suas atividades biológicas. Suas raízes possuem princípios ativos úteis como analgésico, eficazes no combate a dores de baixa e moderada intensidade. Tais princípios ativos, denominados *cucurbitacinas,* atuam como analgésico por meio de um mecanismo similar ao ácido acetilsalicílico, princípio ativo da aspirina e de outros analgésicos anti-inflamatórios comercialmente disponíveis. Tal mecanismo de ação que garante a presença de efeito analgésico também é responsável, quando consumido por longos períodos e em altas doses, pelo aparecimento de irritação gástrica e úlcera. Por outro lado, as folhas dessa espécie não possuem esses compostos e não apresentam efeito analgésico, mas têm outros princípios ativos que lhe conferem atividade antiúlcera.

Vejam a situação do Sr. Agnaldo: teve uma planta medicinal prescrita corretamente, no entanto, usou uma parte da planta que, além de não produzir o efeito desejado, ou seja, curar a sua úlcera, agravará a sua doença, por ser, neste caso, a parte inapropriada para consumo.

Casos como este, infelizmente, são muito mais comuns e frequentes do que se pode imaginar. Se for considerado ainda que até mesmo a grande maioria dos profissionais de saúde desconhece determinadas nuances de cada planta medicinal, é provável que, em

coleção saúde e cidadania | plantas medicinais – verdades e mentiras

vários casos, a prescrição também seja errada. Mais uma vez, o paciente não obterá o efeito terapêutico desejado, e o que pareceria um tratamento menos invasivo e com menores efeitos colaterais se traduzirá em ausência de tratamento e agravamento da doença.

São problemas como esses que geralmente levam a própria classe médica a desqualificar o uso de plantas medicinais como produto terapêutico, sendo que, na verdade, o insucesso do tratamento não se deve ao produto em si, ou seja, à planta medicinal, mas a um procedimento equivocado devido ao pequeno conhecimento dos fatores e características que fundamentam a medicina popular, a medicina tradicional e a fitoterapia.

O que estou tomando é de qualidade?

Essa pode ser uma outra pergunta do usuário que teve uma planta medicinal ou fitoterápico prescrito pelo profissional de saúde. No entanto, ela só se aplica àquelas espécies medicinais ou preparações vegetais adquiridas no mercado, ou seja, numa farmácia de manipulação, ou com vendedores de ervas encontrados geralmente nas praças e mercados das principais cidades brasileiras. Deve-se ter claro que a qualidade da planta medicinal coletada diretamente da natureza não entra em discussão aqui, por tratar-se de outro contexto de uso.

Nesse sentido, cabe apenas fazer uma diferenciação importante entre os produtos de origem vegetal que se encontram no mercado. O usuário tem disponíveis três tipos de produtos:

1. *as plantas secas, rasuradas ou em pó*, embaladas ou não, que são comercializadas informalmente, tanto nas ruas como em muitas farmácias, sem absolutamente nenhum controle ou registro legal, ou seja, sem nenhuma garantia de qualidade. Os riscos para o consumidor são enormes, pois a origem do material não é conhecida, não há nenhuma garantia da identidade da planta, ignora-se como a planta foi coletada e armazenada, e vários outros fatores que tornam esse consumo um jogo perigoso. A garantia aqui estará baseada na relação de confiança entre o consumidor e o fornecedor do produto, o que é muito pouco em se tratando de algo que será consumido como um medicamento. É importante lembrar que o paciente, ao adquirir e consumir esse produto, não estará adquirindo ou consumindo um fitoterápico, mas apenas a matéria-prima vegetal de determinada planta reputada como medicinal;

2. *as plantas secas, embaladas, encapsuladas ou preparadas em diferentes formulações*, que possuem uma marca e, consequentemente, um registro, e que podem ser encontradas tanto em farmácias como em mercados. Existe uma variedade gigantesca de produtos de origem vegetal disponibilizados. Uma grande

parte desses produtos é comercializada como alimento ou aditivos alimentares, embalada para consumo em cápsulas, chás e outras formulações. Tais produtos não são registrados como fitoterápicos e, assim sendo, não obedecem à legislação pertinente. Em razão da falta de fiscalização e controle desses produtos, grande parte possui um ou mais problemas de qualidade que podem afetar a saúde do consumidor. Alguns estudos de qualidade realizados com uma série deles mostraram que 86% possuíam algum problema que inviabilizava o seu consumo. Os principais foram: a contaminação das plantas com resíduos de pesticidas, partes de insetos e animais, terra e outros produtos desconhecidos; o conteúdo de planta muito menor que o indicado na embalagem; espécie diferente da indicada na embalagem e vários outros; e

3. *os produtos fitoterápicos devidamente registrados e estudados* que são apenas encontrados nas farmácias. Estes são os únicos que obedecem à legislação e possuem a qualidade exigida por lei. São registrados e comercializados dentro de regras semelhantes àquelas que controlam a produção e comercialização dos fármacos convencionais. No entanto, produtos com essas características são raros e estão começando a chegar ao mercado apenas nos últimos anos.

Feitas essas considerações e identificados esses principais problemas, é possível afirmar com segurança que tanto o Sr. Agnaldo como o Felipe, filho da Dona Silvia, assim como qualquer outro paciente ou usuário, obterão sucesso na cura de suas doenças apenas se tiverem sorte. Isso significa que o processo está completamente equivocado e não pode continuar a ser feito dessa forma. Não se pode nem se deve estabelecer uma medicina considerando-se os problemas que foram acima descritos, já que a probabilidade de sucesso é muito pequena. Vale relembrar que estamos falando do consumo de produtos para tratamento de um indivíduo doente, de modo que a situação torna-se mais grave ainda. Com certeza, é um dos principais motivos de resistência dos profissionais de saúde em relação ao uso desses produtos como medicamentos. E, nesse sentido, estão todos corretos, pois a maioria dos produtos encontrados no mercado não pode ser considerada fitoterápica.

Como já discutido, os fitoterápicos são produtos controlados, devidamente estudados, com garantia de eficácia, segurança de uso e controle de qualidade padronizado. Por tudo isso, a fitoterapia, só poderá se tornar uma realidade como medicina complementar quando for incorporado um sistema de organização e funcionamento que garanta ao profissional de saúde a tranquilidade de que aquilo que será prescrito será exatamente o que será consumido pelo paciente. Até que o mercado tenha a capacidade de disponibilizar produtos com qualidade, a única possibilidade de avanço é a implantação da fitoterapia nos serviços públicos de saúde, estratégia que permite o controle de todas as etapas envolvidas no processo, o que será discutido mais detalhadamente a seguir.

A fitoterapia nos serviços públicos de saúde

Agora é preciso restringir a discussão da fitoterapia como prática médica baseada no uso de fitoterápicos, ou seja, deixando de discutir e falar aqui da prescrição de plantas medicinais ou preparados vegetais como uma prática médica de valorização da medicina popular e tradicional. O profissional de saúde interessado e disposto em prescrever produtos de origem vegetal com valor medicinal tem a possibilidade de realizar esses procedimentos nestes dois contextos, como fitoterapia e como prática médica popular e tradicional incorporada. No segundo caso, porém, deve atentar para toda a problemática discutida e também para o fato de que poderá prescrever produtos consagrados pelo uso popular e tradicional. Terá sucesso apenas se tiver as garantias de que o produto a ser consumido pelo paciente seja efetivamente aquele que foi prescrito.

Neste contexto, a fitoterapia poderá se estabelecer como uma prática médica eficaz quando organizada como um programa oficial de atendimento à saúde nos serviços públicos. Não há como, na situação atual, estabelecê-la fora de um contexto programático, pois se assim ocorrer seu sucesso será limitado pelos mesmos problemas discutidos acima. Um programa de fitoterapia deve ser compreendido como aquele que garante a qualidade de todas as etapas envolvidas na cura do paciente, ou seja, a consulta e o diagnóstico, com consequente prescrição do fitoterápico ou planta medicinal e o fornecimento desse produto para o paciente com a qualidade necessária para que seja eficaz e seguro.

A Organização Mundial de Saúde tem dirigido esforços para que o uso de medicamentos vegetais padronizados, ou seja, os fitoterápicos, seja incluído no sistema oficial de saúde dos países membros, especialmente daqueles em desenvolvimento e subdesenvolvidos. No entanto, a implantação de programas regionais ou nacionais de fitoterapia deve ser feita com cuidado e respeitando-se regras muito bem estabelecidas para não representar riscos à saúde do usuário. A integração de um sistema de fitoterapia nos serviços públicos de saúde, especialmente na atenção primária de saúde, deve ser orientada como uma prática complementar e integrativa à medicina oficial. Para que um programa dessa natureza tenha o sucesso desejado, objetivos claros devem ser apresentados para que sejam devidamente alcançados, de forma que se evite o estabelecimento equivocado de políticas públicas que pouco ajudariam na melhora dos serviços de saúde do país. Neste sentido, a implantação de programas com fitoterápicos deverá se pautar antes em políticas públicas com objetivos bastante claros. Entre eles, os mais importantes são:

a. *implantar uma política nacional de plantas medicinais e fitoterapia.* Poucos países no mundo adotam uma política oficial de plantas medicinais e fitoterapia. No Brasil, essa política foi definida em meados de 2006 e espera-se que a partir desse momento seja iniciada sua implantação com o devido aporte de recursos necessários para que se torne uma realidade nos próximos anos;

b. *promover uma percepção pública da validade dos fitoterápicos e, consequentemente, garantir o acesso a esses produtos.* Esse objetivo é essencial, especialmente para os profissionais da área de saúde. Realmente é necessário que tanto os profissionais como os usuários reconheçam os fitoterápicos e a fitoterapia como uma prática médica eficaz e segura. Em um segundo momento, a fitoterapia realmente só se tornará uma prática eficiente e reconhecida enquanto existir a garantia de acesso aos produtos fitoterápicos pela população. Isso poderá ser feito pelo próprio programa de fitoterapia, mas com o tempo o mercado farmacêutico poderá oferecer os produtos, desde que obedeça aos critérios de qualidade e a legislação pertinente para produzi-los e comercializá-los com as mesmas características do produto produzido pelo sistema oficial;

c. *estabelecer padrões adequados de controle e produção de fitoterápicos.* Isso é fundamental, segundo o que está sendo discutido ao longo deste capítulo. Os fitoterápicos adotados nos programas de fitoterapia devem ser produzidos dentro de um padrão que mantenha ao longo dos anos sua produção com a qualidade necessária para exercer a eficácia terapêutica desejada, a potência adequada e a segurança necessária. Esses padrões de controle e produção de fitoterápicos começam com a padronização das técnicas de cultivo, colheita e armazenamento, passam pelas técnicas de secagem, pulverização, formulação farmacêutica, embalagem e dispensação e finalizam com a prescrição e o uso correto do produto;

d. *fomentar o respeito pela integridade cultural dos conhecimentos da medicina tradicional e popular.* Qualquer programa de fitoterapia deve atentar para este aspecto, pois o conhecimento popular e tradicional sobre as espécies vegetais é a base das pesquisas científicas para a produção de medicamentos e o alicerce fundamental dos conhecimentos a serem usados nos programas de fitoterapia. Um programa de fitoterapia pode, e muitos são os exemplos em funcionamento no país, incorporar práticas médicas populares e tradicionais dentro do sistema oficial;

e. *estimular e fortalecer a pesquisa científica das plantas medicinais.* Isso é óbvio, pois será a pesquisa científica das plantas medicinais que permitirá a obtenção das informações farmacológicas e toxicológicas das espécies selecionadas para serem incorporadas nos programas de fitoterapia e garantir assim a eficácia e segurança de uso desses produtos. Será também a pesquisa científica que determinará os padrões de qualidade, a melhor forma de produção e formulação dos fitoterápicos. Existe urgência para obtenção dessas informações, pois delas depende o bom funcionamento dos programas de fitoterapia. Nesse sentido, programas de fomento à pesquisa das plantas medicinais devem ser criados pelos governos estaduais e federal, assim como deve-se estimular nos cursos de pós-graduação a formação de novos pesquisadores para atuar nas diversas áreas de conhecimento que estão envolvidas no estudo das plantas medicinais. A criação de institutos de pesquisa de plantas medicinais com os diferentes profissionais necessários (botânicos, químicos, farmacêuticos, farmacologistas, toxicologistas, médicos, entre outros) seria uma excelente alternativa, já que a pesquisa nesta área é multidisciplinar. Mesmo que haja no Brasil excelentes pesquisadores nas diferentes áreas, eles são em pequeno número e estão espalhados em algumas dezenas de diferentes instituições pelo país, o que dificulta a integração e limita o desenvolvimento da área;

f. *incorporar nos sistemas educacionais e na formação dos profissionais de saúde conteúdo referente ao uso dos fitoterápicos.* Não há como avançar sem conhecimento, de modo que a incorporação de disciplinas de fitoterapia ou de plantas medicinais nos currículos de graduação dos profissionais de saúde, especialmente das carreiras de medicina, enfermagem, nutrição, biomedicina, farmacêuticos e bioquímicos, é fundamental para que os profissionais adquiram conhecimentos básicos e essenciais nessa área. Outra estratégia que já está se estabelecendo em diversos estados brasileiros é a criação de cursos de especialização em fitoterapia, responsáveis, até o momento, pela qualificação de profissionais para atuar nos programas de fitoterapia que já estão em andamento no país;

g. *formular políticas de proteção e conservação dos recursos genéticos vegetais usados como recursos terapêuticos.* A proteção e a conservação das espécies vegetais de valor terapêutico são essenciais para controlar principalmente a exploração desses recursos pelo setor farmacêutico, já que, nos casos dos programas de fitoterapia, normalmente se obtém o fitoterápico a partir do cultivo das espécies vegetais utilizadas. No Brasil, essa política já existe e é uma das mais restritivas do mundo, no entanto, ela apresenta dois problemas sérios que precisam urgentemente de resolução. O primeiro é que praticamente inexiste fiscalização por parte dos órgãos governamentais dos inúmeros laboratórios e indústrias farmacêuticas ou de insumos medicinais que exploram esses recursos, que até mesmo exportam nossos recursos genéticos vegetais em grande escala

coleção saúde e cidadania | plantas medicinais – verdades e mentiras

para países onde são patenteados. Por outro lado, existe por parte do Governo Federal uma forte pressão e o controle dos pesquisadores brasileiros da área. De forma absurda, o governo, através do Ministério do Meio Ambiente, tem prestado um completo desserviço ao país, controlando, multando e cerceando o trabalho dos pesquisadores brasileiros por coletarem material vegetal em pequena quantidade para seus estudos e pesquisas. Dessa forma, tem engessado e reduzido o número das pesquisas no país, impedindo que os conhecimentos necessários para a implantação de programas de fitoterapia tenha avanço. O segundo problema é que a legislação, para evitar esse absurdo, trata de forma diferente o setor produtivo e o setor acadêmico científico, o que parece bastante óbvio.

▪ Características básicas de um programa de fitoterapia

A ideia nesta última parte deste capítulo é apresentar as principais características que um programa de fitoterapia precisa reunir para funcionar com o sucesso desejado. É evidente que a implantação de programas como este depende diretamente das características do local onde será implantado. No entanto, alguns aspectos devem ser obedecidos para o sucesso terapêutico do programa. Nesse sentido, seria complexo pensar em um Programa Nacional de fitoterapia, já que uma proposta dessa magnitude deve respeitar as características regionais, estaduais ou municipais.

É quase consensual que a qualidade de um programa de fitoterapia está principalmente em sua característica municipal. As experiências que ocorrem no Brasil, em sua maioria, são dessa natureza. O sucesso desses programas está intimamente associado ao fato de estarem muito mais próximos de atender às principais necessidades da população do local onde eles estão inseridos.

Isto posto, não significa afirmar que os programas estaduais e federais não são necessários ou eficientes. Na verdade é efetivamente o contrário, visto que a determinação de políticas públicas estaduais e federais, independentemente do caráter partidário, permitirá a existência temporal de todos os programas municipais. De fato, as políticas públicas estaduais e federais devem orientar o reconhecimento da fitoterapia como política de saúde pública e criar as condições de operacionalização dos programas, investindo recursos na formação dos profissionais necessários para os programas e definindo políticas de formação de profissionais na área. No entanto, a prática fitoterápica em si, como prática de saúde, ocorrerá sempre na esfera municipal, ou seja, no posto de saúde, que é normalmente a unidade mais importante desse sistema, onde a fitoterapia tem tido seus melhores resultados.

Outro aspecto essencial está no fato de que um programa de fitoterapia em qualquer âmbito –

municipal, estadual e federal – depende da integração de uma série de diferentes profissionais capacitados para que todas as etapas de desenvolvimento do programa possam ser realizadas com sucesso. Assim sendo, botânicos, agrônomos, farmacêuticos, médicos, enfermeiros, nutricionistas, auxiliares de enfermagem e vários outros profissionais devem atuar em conjunto e engajar-se diretamente no programa, atuando no serviço público de saúde ou em outras secretarias municipais, enquanto outros irão atuar como integrantes e assessores do programa, como é o caso dos farmacologistas e toxicologistas.

Dessa forma, para o bom funcionamento de um programa de atendimento à saúde baseado na fitoterapia, são necessários o cumprimento e o reconhecimento de alguns fundamentos e características essenciais, sem os quais a implantação de um programa de fitoterapia pode não alcançar o objetivo de oferecer um serviço de saúde com qualidade por meio de uso de fitoterápicos padronizados, eficazes e seguros. Abaixo, aqueles aqui considerados mais importantes.

A tomada da decisão política

A criação e implantação de um programa de fitoterapia se iniciam com a tomada de decisão por parte dos órgãos públicos e de seus dirigentes, geralmente por pressão e interesse dos profissionais de saúde que atendem diretamente a população e, normalmente, são veiculadas pelos secretários de Saúde. Não deixa de ser uma decisão política, na medida em que a fitoterapia pode representar importantes avanços nos serviços de saúde do município, rendendo dividendos políticos para seus idealizadores. Além desse aspecto, é importante salientar do ponto de vista político e econômico que a implantação de fitoterapia tem sido responsável pela redução de 60-70% dos investimentos municipais na aquisição de medicamentos disponibilizados gratuitamente para a população, mesmo considerando todo o gasto desde a sua implantação.

A pequena história existente no Brasil referente aos programas municipais de fitoterapia sempre caracterizou-se pela luta dos profissionais de saúde, pesquisadores e sociedade civil organizada, visto que não havia, por parte dos políticos, o interesse ou mesmo o reconhecimento da importância de programas dessa natureza. Hoje, os inúmeros programas existentes, que se destacam por um excelente serviço de atendimento à saúde, têm modificado o olhar dos políticos e da população para o tema. É evidente que a tomada de decisão deve implicar diretamente o aporte de recursos para a implantação do programa, caso contrário o programa não se estabelecerá com a qualidade necessária para sua implantação e manutenção.

coleção saúde e cidadania | plantas medicinais – verdades e mentiras

▓ Identificação dos problemas de saúde

Esta etapa é normalmente de fácil execução, pois, de certo modo, há uma ideia geral no município de quais são as principais doenças que afetam a população local e quais delas são as principais ocorrências de atendimento no serviço público de saúde. No entanto, é importante que seja feito um estudo rápido de quais doenças e/ou os sintomas são mais frequentes, e que os mesmos sejam identificados em ordem de prioridade, para que o programa de fitoterapia a ser implantado tente se pautar nessas informações para buscar as soluções desses principais problemas.

Quando esses problemas estão associados à falta de saneamento básico ou a outros aspectos de diferente ordem, gestões políticas nesse sentido tornam-se importantes para a sua redução.

Após o elenco, em ordem de prioridade, das principais doenças que ocorrem no município, deve-se decidir quais dentre elas podem ser efetivamente controladas com o uso de fitoterápicos ou de plantas medicinais. Este momento é de grande responsabilidade e requer a participação tanto dos profissionais da área de saúde diretamente relacionados ao atendimento dos pacientes, como de pesquisadores que podem aliar seus conhecimentos e colaborar muito com a tomada das decisões. Os responsáveis por esta decisão devem ter os conhecimentos necessários sobre a doença e sobre a disponibilidade de espécies vegetais já estudadas, com eficácia e segurança determinadas e, acima de tudo, ter o cuidado de não incluir doenças de alto risco e agudas dentro do programa de atendimento com fitoterápicos, exceto se existir fundamentação científica exaustiva sobre o tema.

Em alguns programas de fitoterapia, o equívoco na eleição de doenças que, a princípio, pareciam passíveis de tratamento com plantas medicinais ou fitoterápicos, comprometeu os índices de cura e tratamento, pois ainda não existia informação suficiente para uma boa seleção de plantas para o seu tratamento. Este tema possui maior relevância quando se trata de doenças agudas e graves que ameaçam a vida do paciente e requerem um pronto-atendimento.

Seleção das plantas medicinais

A seleção de plantas medicinais para uso na produção dos fitoterápicos é uma etapa essencial e de grande importância, pois é desta escolha que depende todo o sucesso do programa de fitoterapia.

Esta seleção deve se pautar por duas diferentes abordagens: 1. são elegíveis as espécies vegetais de valor medicinal para as quais já existe o maior número de informações farmacológicas, toxicológicas e químicas disponíveis; 2. são prioritárias as espécies com ocorrência natural na região onde o programa está sendo implantado.

coleção saúde e cidadania | plantas medicinais – verdades e mentiras

O mais comum e adequado é a seleção de um pequeno número de espécies vegetais que sejam consagrados pelo uso nas medicinas popular e tradicional, com prioridade para as espécies com ocorrência natural na região ou que sejam facilmente cultivadas. Quanto maior o número de informações técnico-científicas sobre a espécie, maior será a possibilidade de sucesso no tratamento dos pacientes. A inclusão de espécies pouco conhecidas e de pequeno emprego na medicina popular ou tradicional oferece maiores riscos; no entanto, se para tais espécies existirem informações de eficácia e segurança disponíveis, os riscos são menores.

Para realizar uma seleção adequada é muito importante que estudos etnofarmacológicos, aqueles que recuperam as informações populares sobre os usos medicinais das plantas, estejam disponíveis, assim como os estudos da flora da região. Assim será possível saber antecipadamente qual a disponibilidade de recursos vegetais na região, quais as espécies medicinais mais utilizadas e para que tipo de doenças e sintomas essas plantas são usadas. Para os municípios nos quais essas informações não estiverem disponíveis, um programa de fitoterapia obrigatoriamente deverá se iniciar com as plantas medicinais de uso consagrado, pois elas oferecem menores riscos. Plantas da flora local poderão ser com o tempo incorporadas ao programa, desde que os estudos sobre eficácia e segurança sejam realizados.

Produção de matéria-prima

Um programa de fitoterapia deve obrigatoriamente garantir a matéria-prima necessária para a produção de todos os fitoterápicos que deseja incluir e fornecer gratuitamente em seu programa. Para isso precisará implantar uma rede de pequenos agricultores que deverão receber as mudas certificadas para serem cultivadas dentro de um padrão de cultivo fornecido pelos pesquisadores e profissionais da área pertencentes ao programa. Em alguns municípios, a criação de cooperativas de pequenos agricultores, assim como de pequenos hortos medicinais comunitários, tem sido a solução quando o serviço atende a um pequeno número de pacientes.

A matéria-prima produzida deverá manter um padrão de qualidade constante que garanta que o material a ser utilizado na produção do fitoterápico reúne as características essenciais para que possua eficácia e segurança de uso. Esses procedimentos poderão ser realizados pela iniciativa privada, que poderá oferecer a matéria-prima para aos serviços públicos de saúde, desde que obedeça aos critérios de cultivo e de qualidade de matéria-prima determinados pelo programa.

Geralmente, os programas de fitoterapia contam com profissionais da área agronômica responsáveis por desenvolver esta produção controlada de matéria-prima vegetal, sendo normalmente inseridos em outras

coleção saúde e cidadania | plantas medicinais – verdades e mentiras

secretarias municipais que se integram aos programas, para que os mesmos possam se desenvolver com as qualidades necessárias e com o menor custo possível.

▌ Produção de fitoterápicos e controle de qualidade

Um programa de fitoterapia deve produzir os seus próprios fitoterápicos ou credenciar empresas e laboratórios da área para que o façam de acordo com suas normas. Em geral, os programas municipais de fitoterapia são formados por farmacêuticos que preparam diferentes formulações a partir da matéria-prima vegetal, e o fazem de acordo com o tipo de uso e prescrição estabelecida pelos profissionais de saúde responsáveis pela prescrição. Dessa forma, uma grande interação entre médicos e enfermeiros com os farmacêuticos é essencial para se elegerem as formulações farmacêuticas mais adequadas a ser processadas dentro do programa.

Este setor do programa também será o responsável pelo controle de qualidade da matéria-prima vegetal. Normalmente, utilizando-se de metodologias simples, pode-se atestar a qualidade do material vegetal e verificar se este obedece ao padrão químico adequado para que o fitoterápico tenha as mesmas características de eficácia e segurança.

É importante que a produção do fitoterápico inclua uma apresentação final que tenha o aspecto de um produto medicinal feito com cuidado e qualidade e que confira ao paciente consumidor a ideia de confiança em sua eficácia e segurança de uso. Muitos programas de fitoterapia tiveram seu sucesso reduzido por fornecerem produtos com apresentação de baixa qualidade, que levavam os pacientes a desconfiar da qualidade do material em consumo.

Registro e disponibilização de dados

O melhor resultado que um programa de fitoterapia pode produzir são a cura e o tratamento do maior número possível de pacientes. No entanto, o registro e a disponibilização desses dados para todo o sistema de saúde conferirão a excelência e a qualidade do programa. Por isso, é essencial que todas as consultas com prescrição de fitoterápicos tenham o devido registro e controle pelos profissionais de saúde, para que, periodicamente, sejam contabilizadas as percentagens de cura de cada doença tratada com o fitoterápico, assim como o custo do tratamento.

Dado o pequeno número de estudos clínicos realizados com os fitoterápicos, é de grande relevância o registro desses dados, pois os mesmos poderão garantir, em estudos de metaanálise, a eficácia e segurança dos fitoterápicos usados nos programas de fitoterapia.

Posfácio

Ao leitor curioso, usuário ou não de plantas medicinais, a impressão que se tem ao final deste trabalho é de que foi possível, ao menos parcialmente, estabelecer uma série de conceitos e ideias referentes às plantas medicinais, ao seu uso correto, aos cuidados de usar esses produtos e ao maravilhoso universo que essas espécies vegetais representam na história da humanidade, desde que utilizadas em contextos e forma adequados.

É de esperar também que este material possa ser útil aos profissionais de saúde que efetivamente se preocupam com os problemas de saúde pública do país e veem nas plantas medicinais e em seus medicamentos derivados, assim como nas práticas médicas populares e tradicionais, novas possibilidades de tratamento e cura das doenças de nossa população. População que espera, do setor científico-acadêmico e dos profissionais de saúde, grande parte formados com os recursos públicos, uma melhor atenção para a resolução de seus problemas básicos.

Há no Brasil uma diversidade maravilhosa de plantas, muitas das quais com potencialidades terapêuticas esplêndidas; uma diversidade cultural rica, repleta de informações que caracterizam a nossa flora como uma das mais valiosas em termos de espécies medicinais; há pesquisadores das mais diversas áreas que podem, em conjunto, através da definição de uma política de fitoterapia e plantas medicinais, gerar as informações necessárias para o avanço no atendimento à saúde da população. Há também uma série de doenças que acometem a nossa população e que necessitam de mais atenção da ciência, dos serviços de saúde e de seus profissionais e, claramente, do setor político do país; há um povo maravilhoso que aguarda com expectativa e paciência pela solução de seus principais problemas.

A competência para atender a todas essas expectativas existe, de fato, pois um trabalho está sendo feito; no entanto, é necessário, diante disso tudo, assumir compromissos e adequar as nossas atividades à realidade do país em que vivemos.

Se foi possível suscitar com este pequeno trabalho uma discussão entre alguns profissionais pelos corredores de seus locais de trabalho, uma discussão ou uma expectativa entre os estudantes sobre este tema tão complexo, ou, ao menos, despertar uma crítica para o que aqui está escrito, sinceramente parece que ele cumpriu uma importante missão.

O tema por si só é complexo e a tarefa que, de início, parecia simples, apresentou-se um grande desafio. Durante a redação do trabalho, ficou claro que as ideias podem, em muitos momentos, suscitar críticas, questionamentos, discordâncias e concordâncias, todos muito bem-vindos, pois discutir o tema em questão foi o principal objetivo deste texto. Todo e qualquer comentário será um fruto deste pequeno estudo e, sendo assim, disponibilizo aqui o contato (ldistasi@ibb.unesp.br) para que todos aqueles que desejarem discutir com mais detalhes, fazer suas críticas, sugestões, correções ou manifestar sua opinião, tenham esse espaço para isso.

Uma série de questões foi colocada ao longo de todo o texto, justamente para que o tema fosse pensado de acordo com as práticas diárias que envolvem o uso das plantas medicinais, das práticas de conhecimento comum, que ocorrem dia a dia nas casas das mais diferenciadas pessoas, às práticas que envolvem os setores público e privado de saúde do país. Não foram apresentadas respostas diretas para essas questões, mas manifestações, no intuito de colaborar para a sua compreensão e abrir caminhos para que cada um possa chegar às próprias respostas. Contudo, este não é um trabalho imparcial, e isso nem seria possível. Ele, de certa forma, apresenta uma ideia bastante real e singular sobre o tema, que precisa mesmo ser amplamente discutida. Se não há polêmicas, não há discussão. O desafio da discussão está posto, portanto.

Glossário

Compostos secundários: substâncias presentes nas plantas que não fazem parte do metabolismo primário, representado pela fotossíntese e pela respiração. Desempenham inúmeras funções nas espécies vegetais, como defesa contra predadores, atração de polinizadores e dispersores, coloração e outras.

Conhecimento popular: conjunto de informações e conhecimentos da população referentes à interpretação do universo e dos fatos. Neste livro, a expressão é usada de forma restrita para descrever os conhecimentos da população sobre as virtudes das plantas medicinais.

Conhecimento tradicional: conjunto de informações e conhecimentos de determinado grupo étnico referentes à interpretação do universo e dos fatos. Neste livro, a expressão é usada para descrever os conhecimentos destas comunidades sobre as virtudes das plantas, mas também sobre suas concepções de doença e saúde.

Dispersor: conjunto de inúmeras espécies de insetos e animais que visitam as plantas e são responsáveis pelo deslocamento ou dispersão das sementes, garantindo assim a perpetuação e sobrevivência das espécies vegetais. Em algumas espécies vegetais a dispersão pode ocorrer sem a presença de um dispersor que seja um organismo vivo.

Droga: são todas as substâncias químicas capazes de produzir respostas – benéficas ou prejudiciais – em um organismo vivo. Outros aspectos referentes a este conceito são detalhados no texto.

Eficácia: capacidade de uma substância química, ou conjunto delas, produzir uma resposta máxima no organismo. Pode ser usada para caracterizar a qualidade das respostas terapêuticas dessas substâncias.

Farmacologia: ciência que estuda a relação das substâncias químicas com os organismos vivos sob inúmeros aspectos, especialmente quanto a suas ações, efeitos, mecanismos de funcionamento, usos terapêuticos, vias de administração, absorção, distribuição, metabolismo e excreção, entre outros.

Farmacopeia: publicação oficial de cada país na qual estão listados todos os medicamentos aprovados para uso e que descreve as características de qualidade de cada um deles, para que possam ter a eficácia desejada e ser usados com segurança.

Fármacos: termo utilizado para descrever as substâncias químicas estudadas, padronizadas e aprovadas para uso como medicamento.

Fitofármacos: substâncias utilizadas como medicamento e que foram obtidas de espécies vegetais, ou seja, também requerem a aprovação para uso e devem constar da farmacopeia.

Glossário

Fitomedicamentos: referem-se de forma mais abrangente, aos medicamentos de origem vegetal, incluindo tanto os fitofármacos como os fitoterápicos.

Fitoterápicos: medicamentos produzidos a partir de espécies vegetais cujos princípios ativos não são conhecidos; geralmente representam um conjunto de substâncias extraídas de uma espécie vegetal com eficácia, inocuidade e controle de qualidade determinados.

Incocuidade: diz-se da capacidade de um medicamento para produzir efeitos terapêuticos em determinadas doses que não provocam efeitos tóxicos, ou seja, caracteriza a segurança de uso dos medicamentos.

Medicamento: substância ou conjunto de substâncias devidamente estudadas quanto a eficácia e segurança de uso e com controle de qualidade determinado. Pode ser usado como sinônimo de fármaco, mas também é um termo que se refere a todos os medicamentos aprovados para uso.

Medicamento oficinal: medicamento que consta da farmacopeia mas que é elaborado pelas farmácias de manipulação mediante prescrição médica. Detalhes adicionais deste conceito podem ser encontrados no texto.

Medicamento magistral: medicamento prescrito e descrito com detalhes por um profissional de saúde para que seja elaborado na farmácia de manipulação, mas que não consta da farmacopeia. Detalhes adicionais deste conceito podem ser encontrados no texto.

Medicina alternativa: expressão original que caracteriza as práticas médicas não convencionais (acupuntura, fitoterapia, homeopatia e outras) e que diferem da medicina oficial alopática. Com o tempo deixou de ser usada por trazer na expressão a ideia de que seria uma alternativa aos medicamentos disponíveis.

coleção saúde e cidadania | plantas medicinais – verdades e mentiras

Medicina complementar: conceito mais atual que se refere às práticas médicas não convencionais, mas que traz em sua expressão a ideia de que seja complementar e adicional à terapêutica existente.

Medicina integrativa: expressão mais moderna que visa a incluir nas práticas não convencionais de saúde a ideia de integração com a prática médica oficial.

Medicina oficial ou medicina moderna: terminologias que têm sido utilizadas para descrever as práticas médicas alopáticas, características e oficiais da maioria dos países ocidentais. Uma discussão mais detalhada deste conceito é feita no texto.

Medicina popular: refere-se às práticas médicas populares que fazem parte do conhecimento popular e que são usadas na prevenção e no tratamento de doenças. O texto discute com detalhes as características deste tipo de medicina.

Medicina tradicional: refere-se às práticas de prevenção e tratamento de doenças baseadas em determinados conceitos de saúde e de doença estabelecidos pelos grupos étnicos definidos. O texto discute com detalhes os principais componentes e características desta medicina.

Plantas medicinais: espécies vegetais que em determinadas doses são usadas pelo homem com a finalidade de prevenção e cura de doenças. No texto há uma grande discussão deste conceito, inclusive de forma comparativa com outras definições apresentadas.

Plantas tóxicas: espécies vegetais que em contato com um organismo vivo provocam efeitos tóxicos e até mesmo letais

Polinizador: conjunto de inúmeras espécies de insetos e animais que visitam as plantas e são responsáveis pelo deslocamento do pólen entre as flores da mesma planta ou entre diferentes indivíduos da mesma espécie e que garantem o processo de reprodução das espécies vegetais. A polinização, para algumas espécies, também pode ocorrer sem a necessidade de um outro organismo vivo.

Glossário

Princípios ativos: substâncias presentes nas espécies vegetais e que são capazes de produzir diferentes respostas em um organismo vivo. Esta expressão representa a substância ou conjunto de substâncias que irão caracterizar a atividade terapêutica de uma espécie vegetal.

Remédio: aplica-se a todos os procedimentos usados pelo homem voltados à obtenção de cura, independentemente de serem estudados, comprovados ou não. O texto discute com detalhes este conceito.

Recursos

▌ Recursos on-line contendo publicações e informações da área

Agência Nacional de Vigilância Sanitária (Anvisa).
http://www. anvisa.gov.br/. Página do órgão federal que disponibiliza todos os marcos regulatórios para registro, uso e comercialização de fitoterápicos.

Associação Nacional dos Terapeutas – Sociedade Brasileira de Medicina Alternativa. http://www.terapeutas.org.br/.
Página da referida associação contendo informações sobre suas atividades e cursos oferecidos.

Center for Traditional Medicine. http://centerfortraditionalmedicine.org/. Página do Centro para Medicina Tradicional que inclui dados de pesquisas clínicas, serviços educacionais e links com outras páginas que trazem informações sobre a medicina tradicional e o uso do conhecimento tradicional de povos indígenas

coleção saúde e cidadania | plantas medicinais – verdades e mentiras

Conselho Nacional de Homeopatia e Fitoterapia – Cinahom. http://homeopatias.com/. Página do Conselho Brasileiro de Homeopatia e Fitoterapia que disponibiliza palestras e textos na área de homeopatia e de fitoterapia, inclusive assuntos regulatórios.

Empresa Brasileira de Pesquisas Agropecuárias (Embrapa) – Embrapa Recuros genéticos (Cenargen).

http://www. cenargen.embrapa.br/. Página que disponibiliza inúmeros documentos e publicações na área de plantas medicinais, muitos dos quais estão disponíveis gratuitamente para acesso, especialmente na área de conservação e manejo sustentável.

Flora brasiliensis. http://florabrasiliensis.cria.org.br.

Página que inclui a obra de von Martius, inclusive as ilustrações originais de centenas de plantas brasileiras, entre elas inúmeras plantas medicinais.

Instituto Brasileiro de Plantas Medicinais (IBPM).

http://www.ibpm.org.br/principal.shtml. Página do IBPM que descreve todas as atividades realizadas na área de fitoterapia e saúde pública, incluindo cursos e programas, atualização clínica, assuntos regulatórios e eventos da área.

Instituto Brasileiro do Meio Ambiente e dos Recursos Naturais Renováveis (Ibama). http://www.ibama.gov.br/.

Site que disponibiliza, além de marcos regulatórios, documentos e informações importantes sobre plantas medicinais, projetos de sustentabilidade e outros que envolvem a pesquisa com espécies vegetais de interesse terapêutico, inclusive várias publicações produzidas pelo instituto.

Ministério da Saúde. http://portal.saude.gov.br/saude/.

Página do Ministério da Saúde que disponibiliza inúmeros documentos sobre medicina complementar e alternativa, incluindo as recentes normatizações e políticas nacionais de plantas medicinais, fitoterapia e medicina complementar.

Ministério do Meio Ambiente (MMA).http://www.mma.gov.br/. Página do Ministério do Meio Ambiente que inclui todas as informações necessárias que regulamentam a coleta de material vegetal (acesso aos recursos genéticos vegetais) e o acesso ao conhecimento tradicional associado, assim como dados e publicações que envolvem plantas medicinais patrocinadas por este ministério. Deve-se dar atenção especial nesta página ao conteúdo do CGEN (Conselho de Gestão do Patrimônio Genético), no qual estão os marcos regulatórios de autorização de coleta, controle da bioprospecção e outros de interesse para a área.

National Center for Complementary and Alternative Medicine (NCCAM).http://nccam.nih.gov. Página do Centro Nacional para Medicina Alternativa e Complementar dos Estados Unidos que oferece inúmeras informações e dados na área clínica e pré-clínica envolvendo as práticas complementares de saúde, inclusive de fitoterapia.

Organização Pan-Americana de Saúde (Opas). http://www.opas.org.br. Página da referida organização contendo inúmeras informações relacionadas à fitoterapia, na qual também estão disponibilizadas inúmeras publicações gratuitas produzidas pela organização, além de conter inúmeros links importantes na área.

Phytotherapeutics monographs (BGA, Comission E, Germany). http://aat.heipflazen-welt.de/natur-pur/buecher/BGA-Comission-E-Monographs/index.htm. Página de monografias de plantas medicinais aprovadas e utilizadas na Alemanha, contendo uma enorme série de plantas medicinais também disponíveis no Brasil.

Rainforest – Pharmacy to the World. http://www.rain-tree.com/. Página da Rainforest que oferece pequenas revisões de plantas medicinais brasileiras, especialmente de ocorrência na

coleção saúde e cidadania | plantas medicinais – verdades e mentiras

Amazônia, incluindo desde dados de uso popular e tradicional até informações farmacológicas, químicas e toxicológicas de centenas de plantas medicinais.

World Health Organization (WHO). http://www.whjo.int/en/. Página da Organização Mundial de Saúde, na qual estão disponibilizadas gratuitamente inúmeras publicações produzidas na área de plantas medicinais, fitoterapia, terapias complementares e medicina tradicional.

Referências bibliográficas

█ Livros e artigos usados no texto e outros de importância

AMARAL, A. C. F., SIMÕES, E. V., FERREIRA, J. L. P. (Coord.) *Coletânea científica de plantas de uso medicinal*. Rio de Janeiro: Fiocruz-Ministério da Saúde, 2005. 222p.

BRISKIN, D. P. Medicinal plants and phytomedicines. Linking plant biochemistry and physiology to human health. *Plant Physiol.* n.124, p.507-14, 2000.

CALIXTO, J. B. Efficacy, safety, quality control, marketing and regulatory guidelines for herbal medicines (phytotherapeutic agents). *Brazilian Journal of Medical and Biological Research*, n.33, p.179-89, 2000.

DI STASI, L. C. (Org.). *Plantas medicinais*: arte e ciência – um guia de estudo interdisciplinar. São Paulo: Editora UNESP, 1995. 230p.

DI STASI, L. C., HIRUMA-LIMA, C. A. (Org.). *Plantas medicinais na Amazônia e Mata Atlântica.* 2.ed. revista e ampliada. São Paulo: Editora UNESP, 2002. 604p.

ERNST, E. Prevalence of use of complementary/alternative medicine: a systematic review. *Bulletin of the World Health Organization* v.78, n.2, p.252-7, 2000.

FABRICANT, D. S., FARNSWORTH, N. R. The value of plants used in traditional medicine for drug discovery. *Environ. Health Perspec.* v.109, n.1, p.69-75, 2001.

FARNSWORTH, N. R., AKERELE, O., BINGEL, A. S., SOEJARTO, D. D., GUO, Z. Las plantas medicinales en la terapéutica. *Bol. Of. Sanit. Panam.* v.107, n.4, p.314-27, 1989.

GILBERT, B., FERREIRA, J. L. P., ALVES, L. F. *Monografias de plantas medicinais brasileiras e aclimatadas.* Rio de Janeiro: Fiocruz-Ministério da Saúde, 2005. 250p.

HAMILTON, A. *Medicinal plants and conservation*: issues and approaches. 51p. Disponível em: <www.wwf-uk.org/filelibrary/pdf/medplantsandcons.pdf>.

MARONI, B. C., DI STASI, L. C.; MACHADO, S. R. *Plantas medicinais do Cerrado de Botucatu – guia ilustrado.* São Paulo: Editora UNESP, 2006. 194p.

MATOS, F. J. A. *Plantas medicinais* – guia de seleção e emprego de plantas medicinais do Nordeste do Brasil. Fortaleza: IOCE, 1989. 2v.

OGUNRANTI, J. O. Cultural and biological diversity in medical practice. *World Health Forum,* v.16, p.66-8, 1995.

ORGANIZACIÓN MUNDIAL DE LA SALUD. *Estrategia de la OMS sobre medicina tradicional 2002-2005.* 67p. Disponível em: http://www.whjo.int/en/ e http://www.opas.org.br.

RATES, S. M. K. Plants as source of drugs. *Toxicon,* v.39, p.603-13, 2001.

SIANI, A. C. *Desenvolvimento tecnológico de fitoterápicos* – plataforma metodológica. Scriptorio: Rio de Janeiro: 2003. 99p.

SIMÕES, C. M. O., SCHENKEL, E. P., GOSMANN, G., MELLO, J. C. P., MENTZ, L. A., PETROVICK, P. R. *Farmacognosia* – da planta ao medicamento. Florianópolis; Porto Alegre: Editora da UFSC; Editora da UFRS, 1999. 821p.

TEIXEIRA, M. Z.; LIN, C. A.; MARTINS, M. A. O ensino de práticas não convencionais em saúde nas faculdades de medicina: panorama mundial e perspectivas brasileiras. *Revista Brasileira de Educação Médica,* v.28, n.1, p.51-60, 2004.

VICKERS, A. J. Complementary medicine, intermediate medicine and the degree of intervention. *Complementary Therapies in Medicine,* v.2, p.123-7, 1994.

WORLD HEALTH ORGANIZATION. *Guidelines on the conservation of medicinal plants.* 1993, 38p. Disponível em: http://www.whjo.int/en/.

_____. Guidelines for the appropriate use of herbal medicine. *WHO Regional Publications, Western Pacific Series,* v.23, 79p., 1998. Disponível em: http://www.whjo.int/en/.

_____. *Development of National Police on Traditional Medicine,* 2000. 67p. Disponível em: http://www.whjo.int/en/.

_____. *WHO monographs on selected medicinal plants.* 2001a. v.1, 297p. Disponível em: http://www.whjo.int/en/.

_____. *Working group on harmonization of standards and regulatory framework of herbal medicines,* 2001b. 88p. (Western Pacific Series). Disponível em: http://www.whjo.int/en/.

_____. *Legal status of traditional medicine and complementary/alternative medicine:* a worldwide review, 2001c, 189p. Disponível em: http://www.whjo.int/en/.

_____. *WHO guidelines for quality assurance of traditional medicine education in the Western Pacific Region,* 2005, 69p. Disponível em: http://www.whjo.int/en/.

SOBRE O LIVRO

Formato: 11 x 18 cm
Mancha: 19 x 38,6 paicas
Tipologia: Garamond 11,5/14,9
Papel: Pólen soft 80 g/m² (miolo)
Cartão Supremo 250 g/m² (capa)
1ª edição: 2007

EQUIPE DE REALIZAÇÃO

Edição de Texto
Débora Spinelli (Copidesque)
Sandra Garcia Cortés (Preparação de originais)
Rinaldo Milesi (Revisão)
Kalima Editores (Atualização ortográfica)

Editoração Eletrônica
Edmílson Gonçalves (Diagramação)

Outros títulos da coleção Saúde e cidadania

*PARTO NORMAL OU CESÁREA? O que toda mulher
deve saber (e todo homem também)*
Simone Grilo Diniz e Ana Cristina Duarte

VIOLÊNCIA DÓI E NÃO É DIREITO: A violência
contra a mulher, a saúde e os direitos humanos
Lilia B. Schraiber, Ana Flávia P. L. D'Oliveira,
Maria Thereza C. Falcão e Wagner dos S. Figueiredo

Impressão e acabamento

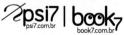